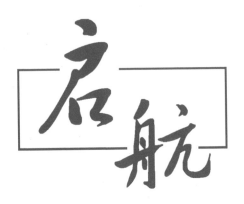

启航

2020–2021
北京生物医药产业发展报告

北京生物医药产业发展报告编辑委员会　编

科学出版社

北京

内 容 简 介

《启航：北京生物医药产业发展报告》为年度出版物，是国内第一本专注于医药健康产业发展的报告，旨在跟踪和研究国内外尤其是北京地区医药健康产业进展、趋势和热点。本书以医药产业概述、圆桌会及附录三部分展开。①第一部分：医药产业概述。由第一章至第三章组成，首先介绍全球医药产业现状及趋势，然后介绍中国的产业情况，最后重点讲述了北京医药健康产业现状和未来趋势，反映了北京医药健康产业的创新进展及成效。②第二部分：圆桌会。由第四章组成，主要讨论在新环境下产业发展的热点话题，包括全国重点区域政策、人工智能医疗等方面。③第三部分：附录。附录主要收录了全球、全国及北京的相关统计数据和名单，以及北京医药健康产业大事记。

图书在版编目 (CIP) 数据

启航. 2020–2021 北京生物医药产业发展报告/北京生物医药产业发展报告编辑委员会编. —北京：科学出版社，2022.4

　　ISBN 978-7-03-071421-3

　　Ⅰ.①启…　Ⅱ.①北…　Ⅲ.①生物医学工程–产业发展–研究报告–北京–2020-2021　Ⅳ.①R318-121

中国版本图书馆 CIP 数据核字(2022)第 024274 号

责任编辑：李　悦 / 责任校对：郑金红
责任印制：吴兆东 / 封面设计：北京图阅盛世文化传媒有限公司

科学出版社 出版
北京东黄城根北街 16 号
邮政编码：100717
http://www.sciencep.com
北京虎彩文化传播有限公司 印刷
科学出版社发行　各地新华书店经销
*

2022 年 4 月第 一 版　　开本：889×1194　1/16
2022 年 4 月第一次印刷　　印张：10 1/2
字数：243 000
定价：168.00 元
(如有印装质量问题，我社负责调换)

编委会成员

（按姓氏笔画排序）

致谢：特别感谢北京精讯云顿数据软件有限公司段若楠同志为本书出版所做出的贡献。

序 集聚优质资源
加速北京生物医药健康产业飞跃发展

《北京加强全国科技创新中心建设重点任务 2020 年工作方案》中提出 2020 年北京要初步成为具有全球影响力的科技创新中心，知识创造能力居全球前列，创新型经济格局基本形成，创新人才聚集效应更加凸显，创新创业居全球最活跃城市前列，开放创新高地初步建成。2021 年 3 月，习近平总书记看望了参加全国政协十三届四次会议的医药卫生界、教育界委员，并参加联组会，听取意见和建议。他强调，要把保障人民健康放在优先发展的战略位置，坚持基本医疗卫生事业的公益性，聚焦影响人民健康的重大疾病和主要问题，加快实施健康中国行动，织牢国家公共卫生防护网，推动公立医院高质量发展，为人民提供全方位全周期健康服务。由此，北京市在建设全国科技创新中心、构建高精尖经济结构的发展中，将生物医药产业作为除电子信息产业之外，最具创新驱动特点、最有发展优势、最符合减量增效要求的"高精尖"产业，也是未来支撑北京经济社会发展最有潜力的增长点之一，同时能够极大推进健康中国的国家战略实施。

2020 年，北京生物医药产业全部企业营业收入为 2204.6 亿元，同比增长 4.8%。全市医药工业全部企业营业收入 1792.3 亿元，同比增加 5.9%，全市医药服务业全部企业营业收入 412.2 亿元，同比增加 0.1%。北京市医药健康科技资源和影响力位居全国之首，北京地区生物领域企业从业人员约 8 万人，高校院所生命科学研究人员近 6 万人。北京地区每年生物医药领域高校毕业生逾万人，专业人才队伍总体水平和密度居全国首位。

前　言

《启航：北京生物医药产业发展报告》为年度出版物，是国内第一本专注于医药健康产业发展的报告，旨在跟踪和研究国内外尤其是北京地区医药健康产业进展、趋势和热点。本书是一本资料翔实、内容丰富的工具书，此前已正式出版 21 期。

习近平同志在党的十九大报告中提出"实施健康中国战略"，为全面建成小康社会和把我国建成富强民主文明和谐美丽的社会主义现代化强国打下坚实健康根基。北京市始终高度重视医药健康产业的发展，医药健康行业是北京市的十大高精尖产业之一，并且在近几年始终保持高速增长态势。2018 年 9 月，北京市编制了《北京市加快医药健康协同创新行动计划（2018—2020年）》，通过三年推动，本市建立了市级统筹联席会机制，补齐了平台、空间、园区等短板，配套出台了系列专项政策，产业逐渐呈现良好的发展态势。但产业规模还需壮大，国际化水平还需提升，生态环境还需持续优化，在 2021 年 7 月制定《北京市加快医药健康协同创新行动计划（2021—2023 年）》，推动产业迈上新台阶。

本书以医药产业概述、圆桌会及附录三部分展开。①第一部分：医药产业概述。由第一章至第三章组成，首先介绍全球医药产业现状及趋势，然后介绍中国的产业情况，最后重点讲述了北京医药健康产业现状和未来趋势，反映了北京医药健康产业的创新进展及成效。②第二部分：圆桌会。由第四章组成，主要讨论在新环境下产业发展的热点话题，包括全国重点区域政策、人工智能医疗等方面。③第三部分：附录。附录主要收录了全球、全国及北京的相关统计数据和名单，以及北京医药健康产业大事记。

北京生物医药产业发展报告编辑委员会

2022 年 1 月

目　　录

第一部分　医药产业概述

第二部分　圆　桌　会

第三部分　附　录

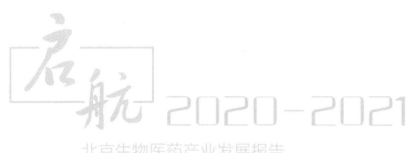

启航 2020-2021

北京生物医药产业发展报告

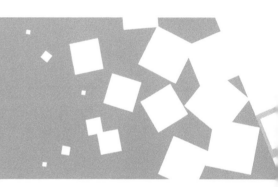

第一部分

医药产业概述

1

全球生物医药产业概述

启航 2020-2021 · 北京生物医药产业发展报告

导读：2020 年以来，全球生物医药产业受新冠肺炎疫情大流行冲击，在新商业模式崛起、国际产业布局转移，以及疫苗、防控、检测相关产业等方面加速发展。在科学技术日新月异、各国医疗保障体制不断完善的影响下，全球人口增长，老龄化程度不断提高，全球生物医药市场持续增长。近年来，靶向药物、细胞治疗、基因检测、智能型医疗器械、可穿戴即时监测设备、远程医疗、健康大数据等新技术加速普及应用，智慧医疗、精准医疗正在改变着传统的疾病预防、检测、治疗模式，为提高人类健康质量提供了新的手段。

2020～2021 年，全球医药产业主要有以下趋势：

1. 全球医药市场、器械市场规模攀升，产业发展态势良好，充满活力；

2. 新冠肺炎疫情影响产业发展，催生医药领域疫苗企业大放异彩；

3. 全球重磅品种肿瘤药物蝉联冠军，疫情之下全球医药研发管线持续扩展；

4. 全球产业格局变化活跃，并购及投融资规模近年最高，产业集聚标杆波士顿模式成为效仿典范；

5. 产业发展聚焦脑科学、干细胞、基因治疗、mRNA 技术等创新领域。

1.1 全球医药产业活跃，规模攀升

1.1.1 全球药品、器械市场稳步壮大

➤ 全球药品市场规模

2020 年新冠肺炎疫情大流行并持续流行至今，对生物制药行业带来了深远影响。近两年全球药品*市场保持平稳（图 1-1），但增速出现明显下滑。据 IQVIA 统计数据显示，2019 年、2020 年全球药品市场规模分别约为 1.25 万亿美元和 1.26 万亿美元，两年平均增长率约为 4.7%。预计未来全球医药市场呈增长放缓趋势，2020～2023 年复合年均增长率约为 4.4%。

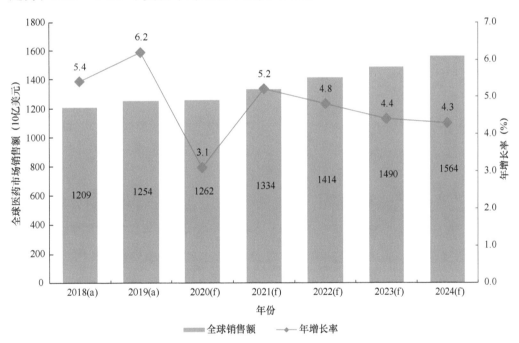

图 1-1 2018~2024 全球医药市场变化

图中 a 为实际值；f 为预测值；数据来源：IQVIA

中国药品市场规模继续保持全球第二。中国 2020 年医药处方药市场销售额为 1366 亿美元，全球排名第二位，市场规模增长率达 4.6%。随着中国医疗卫生支出费用的不断增加，我国医疗卫生服务水平也逐渐提高。据中国国家卫生健康委员会发布的《2020 年我国卫生健康事业发展统计公报》，我国 2020 年医疗卫

---

* 全球药品包括样本医院、药店零售、第三终端销售的处方药和非处方药。

生支出总费用达 72 306.4 亿元，在 GDP 中的占比为 7.12%，较 2019 年增加 0.56 个百分点。相比发达国家医疗卫生支出在 GDP 中的占比和药品市场规模增长率，中国医药市场还有巨大的发展空间（表 1-1）。

表 1-1　2020 年部分主要国家医药市场规模及医药市场规模增长率

排名	国家	医药市场规模（亿美元）	排名	国家	医药市场规模增长率（%）
1	美国	5273	1	阿根廷	43.5
2	中国	1366	2	土耳其	13.9
3	日本	860	3	埃及	13.3
4	德国	548	4	孟加拉国	11.4
5	法国	365	5	巴基斯坦	10.8
6	巴西	337	6	乌克兰	10.7
7	意大利	336	7	汤加	10.7
8	英国	314	8	越南	10.2
9	西班牙	247	9	俄罗斯	10.1
10	加拿大	236	10	突尼斯	9.4

数据来源：IQVIA

据 IQVIA 的统计数据显示，2020 年，美国、日本、德国、法国、意大利、英国、西班牙和加拿大等 8 个主要发达国家的药品市场总规模约为 8179 亿美元，占全球总规模的 64.8%，2021 年发达国家药品市场规模可达约 8520 亿美元，预计 2020～2024 年复合年均增长率为 3.3%（图 1-2）。

日本是全球第三大药品市场，但数据显示 2020 年日本药品市场增长率为 -2.4%，2019～2024 年其对主要发达市场地区增长的贡献率将为 -9.8%。

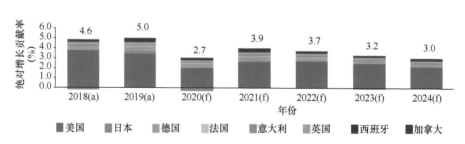

图 1-2　2018～2024 年全球发达国家医药市场变化

数据来源：IQVIA

上述发达国家药品市场总规模中，美国占 64.5%，远超其他发达国家；日本和德国分列第二、第三，占比分别为 10.5% 和 6.7%。预计到 2024 年，美国市场占比将下降 1.3%，日本市场占比将下降 0.7%，德国市场占比将上升 0.9%，其他主要发达国家药品市场占比基本不变（图 1-3）。

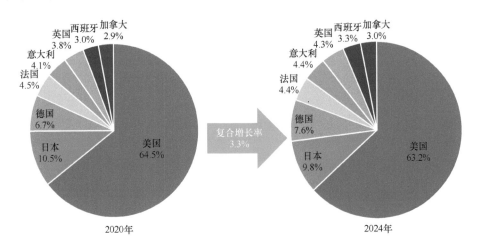

图 1-3　2020 年和 2024 年发达国家医药市场占比

数据来源：IQVIA

> 全球医疗器械市场规模

医疗器械是生物工程、电子信息和医学影像等高新技术领域复合交叉的知识密集型、资金密集型产业。全球医疗器械产业长期以来保持着稳步增长态势，2019 年全球医疗器械市场规模为 4529 亿美元[*]，同比增长 5.87%，预期 2024 年可达 5945 亿美元，2017～2024 年复合年均增长率预计为 5.6%（图 1-4）。从全球医疗器械分布领域及行业巨头的布局来看，未来高端医疗器械将占据主要市场份额。

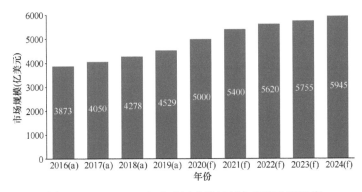

图 1-4　2016～2024 年全球医疗器械行业规模及预测值

图中 a 为实际值，f 为预测值；数据来源：Eshare、中国医疗器械行业协会

---

[*] 综合各数据来源，目前 2019 年全球医疗器械市场规模数据为最新数据。

从细分行业市场看，体外诊断产品（*in vitro* diagnostic product，IVD）领域继续保持领先，2019 年市场规模约为 588 亿美元，而心血管领域则以 524 亿美元的市场规模位居第二位，影像、骨科、眼科领域紧随其后（表 1-2）。

2020 年，新冠肺炎疫情在全球范围的暴发，监护仪、呼吸机、输注泵和医学影像业务中的便携彩超、移动 DR（移动数字化 X 线机）的需求量大幅增长，销售价格出现较大幅度上涨，部分医疗器械持续脱销，带动医疗器械市场规模持续增长。

表 1-2　2019 年全球医疗器械细分市场销售额前 10 名

排名	细分市场	2019 年销售额（亿美元）
1	体外诊断	588
2	心血管	524
3	影像	442
4	骨科	408
5	眼科	310
6	整形	247
7	内镜	207
8	药物传输	207
9	牙科	155
10	创伤护理	145

数据来源：Eshare

1.1.2　全球医药产业格局流动活跃

➤ **单笔并购规模创下历史新高**

总体而言，全球生物制药行业并购与合作活动呈现活跃态势。根据科睿唯安数据显示，2020 年全球制药行业完成 147 起并购事件，交易总额为 1813 亿美元，较 2019 年下降 19%。虽然交易数量有所下降，但是单笔金额规模扩大，平均并购交易金额有较大增幅，激增至 12.3 亿美元，超过 2018 年全球医药并购交易平均金额的 2 倍（表 1-3）。

表 1-3　2016~2020 年全球医药行业并购情况

年份	并购交易数量（笔）	平均并购交易金额（亿美元）
2016	561	4.3
2017	482	5.4
2018	449	6.1
2019	552	4.9
2020	147	12.3

数据来源：科睿唯安

2020 年，肿瘤领域仍然是生命科学行业的首要交易热点，肿瘤领域合作交易比 2019 年上升了 8%；受疫情影响，传染病领域交易数量增幅较大，比 2019 年增加了两倍多，位列第二。中枢神经系统（CNS）疾病、内分泌/代谢疾病，以及呼吸系统疾病领域的交易数量分别位列第三位、第四位和第五位。2020 年呼吸系统疾病领域交易数量比 2019 年增长 40%，这主要是因为与新冠肺炎相关的交易数量激增。相应地，许多其他治疗领域交易数量有所下降，其中泌尿系统疾病交易下降幅度最大，达 22%。

2020 年的前十大收购交易中有 4 项交易额超过 100 亿美元，相比 2019 年（5 项）有所减少。2020 年最大的并购交易是阿斯利康 390 亿美元收购美国亚力兄制药，以巩固阿斯利康在免疫学和罕见病领域的地位。在再生医学等新兴领域，吉利德以 210 亿美元全现金收购 Immunomedics，获得靶向 Trop-2 的抗体偶联药物 Trodelvy2（表 1-4）。

亚力兄制药（Alexion Pharmaceuticals）致力于研究创新罕见病产品，其核心产品是治疗非典型溶血尿毒综合征及阵发性夜间血红素尿症的药物Soliris，该药品2019年销售额高达39.46亿美元，是当年全球最畅销TOP20药品之一。

表 1-4　2020～2021 年部分巨额全球生物医药领域并购交易

排名	收购方	被收购方	金额（亿美元）	启动时间
1	阿斯利康	美国亚力兄制药	390	2020 年 12 月
2	吉利德	Immunomedics	210	2020 年 9 月
3	Teladoc	Livongo	185	2020 年 8 月
4	西门子医疗	瓦里安医疗	164	2020 年 8 月
5	百时美施贵宝	MyoKardia	131	2020 年 10 月
6	Illumina	Grail	80	2020 年 9 月
7	强生	Momenta	62	2020 年 8 月
8	吉利德	Forty Seven	49	2020 年 3 月
9	黑石集团	Ancestry	47	2020 年 8 月
10	GSK	Eidos Therapeutics	46	2020 年 11 月

数据来源：IQVIA

➢ 制药巨头全球战略布局*

罗氏：2020 年罗氏集团营收 644 亿美元，同比增长 1%，其中制药业务 492 亿美元，同比下滑 2%，主要是 Avastin、Herceptin、Rituxan "三驾马车"受到生物类似药的冲击，但得益于新冠诊断检测试剂盒销量增长，其诊断业务收入达 152

---

* 以下企业营收数据由公开企业年报整理，与全球制药 50 强统计口径不同，可能存在一定误差。

亿美元，同比增长 14%。

诺华：2020 年诺华集团营收 487 亿美元，相比 2019 年增长 3%，其中包括创新药业务 390 亿美元，Sandoz 仿制药业务 96 亿美元。风湿免疫科"重磅炸弹"Cosentyx（可善挺）和心衰新药 Entresto（诺欣妥）合计贡献 65 亿美元，成为驱动诺华业绩增长的最关键药物。用于脊髓性肌萎缩基因疗法的 Zolgensma 在 2020 年于 37 个国家/地区获批，治疗了超过 800 名患者，全年销售额达到 9.2 亿美元，有望在 2021 年成为"重磅炸弹"级药物。Kymriah 于 2017 年 8 月获得美国食品药品监督管理局（FDA）批准上市，成为首款 CAR-T 产品，其 2020 年销售额同比增长了 68%，达到 4.74 亿美元。目前已经有全球 27 个国家/地区批准了 Kymriah 至少一项适应证，超过 290 家 CAR-T 治疗中心。

艾伯维：2019 年 6 月 25 日，艾伯维以约 630 亿美元的价格收购艾尔建（Allergan），丰富了艾伯维的产品线。2020 年，艾伯维销售额达 458.04 亿美元，首度跻身制药行业前五位。该公司专注于免疫学、抗病毒学、肾脏学，以及麻醉学领域，其中免疫疾病业务收入 221.53 亿美元，增长 13.2%；血液肿瘤业务收入 66.51 亿美元，增长 21.7%；神经领域业务收入 34.96 亿美元，增长 11.1%；眼科护理业务收入 21.84 亿美元，增长 3.4%；医美业务收入 25.9 亿美元，增长 16.9%。

辉瑞：经过 2020 年对普强（仿制药业务）和 2019 年对消费者保健业务的剥离，辉瑞已经成为一家专注于创新生物制药业务的公司。2020 年辉瑞总收入 419.08 亿美元，相比 2019 年扣除普强业务之外的收入增长 2%。如果再扣除消费者保健业务和新冠疫苗 1.54 亿美元收入，辉瑞仅在生物制药业务中于 2020 年实现了 7% 的同比增幅，但制药行业的整体排名已经下滑至第 9 位，药品业务也跌至第 8 位。

1.1.3 生物医药领域倍受投资青睐

自 2016 年至今，生物医药行业的融资规模总体呈上升趋势。2020 年受新冠肺炎疫情影响，生物医药行业受到资本青睐，大量资金流入。2020 年，全球医疗健康产业共发生 2199 起融资事件，融资总额创历史新高，达 749 亿美元，同比增长约 41%，但融资事件数量轻微下滑（图 1-5）。

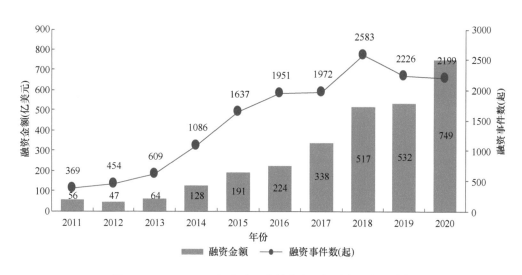

图 1-5　2011～2020 年全球医疗健康产业投融资金额及事件

数据来源：VBDATA

其中，生物医药领域以 786 起交易、369 亿美元的融资规模继续领先整个行业，其融资额超过数字健康（194 亿美元）与器械耗材（146 亿美元）领域之和，可见生物医药公司的平均融资金额远远高出其他细分领域的公司。从单笔融资均额来看，2020 年所有细分领域的融资规模均超过了 0.2 亿美元，生物医药领域单笔融资均额最高，为 0.47 亿美元；医药商业领域 0.46 亿美元；数字健康领域 0.28 亿美元（表 1-5）。

表 1-5　2020 年全球生物医药行业风险投资和私募情况

细分领域	融资金额（亿美元）	融资事件数（起）	单笔融资均额（亿美元）
生物医药	369	786	0.47
数字健康	194	692	0.28
器械耗材	146	603	0.24
医药商业	24	52	0.46
医疗服务	16	66	0.24

数据来源：IQVIA Pharma Deals

从轮次分布来看，2020 年 A 轮融资事件达 601 起，C 轮事件数量超过了天使及种子轮的融资数量，反映出相比早期初创公司，商业模式相对成熟的公司更受资本追捧（表 1-6）。

表 1-6 2020 年全球生物医药行业风险投资和私募轮次情况 （单位：起）

细分领域	天使及种子轮融资	A 轮	B 轮	C 轮	D 轮及以上	其他	未公开	总计
生物医药	42	223	157	84	35	104	141	786
数字健康	96	186	123	70	39	51	127	692
器械耗材	41	159	110	65	29	85	114	603
医药商业	4	21	12	6	5	1	3	52
医疗服务	6	12	7	5	0	10	26	66
总计	189	601	409	230	108	251	411	2199

数据来源：根据公开信息整理

尽管受到疫情影响，首次公开募股（IPO）送审速度一度放缓，但随着 2020 年下半年美国联邦储备系统（Federal Reserve System，简称美联储)的刺激计划让大量资金涌入二级市场，医疗健康 IPO 的热度一直在持续上涨。2020 年，179 家生物技术公司在全球交易所上市，同比增加 28%，达到了近五年新高，累计募集近 225 亿美元，超过上一次创纪录总金额（2018 年 107 亿美元）的 2 倍。我国烟台荣昌生物制药股份有限公司总募资约 5.9 亿美元的 IPO 成为 2020 年全球最大的生物制药 IPO 事件。

1.1.4 波士顿模式引领产业集聚

美国是全球最大的生物医药市场，在生物医药开发领域也一直保持着"领头羊"的地位。位于美国东海岸波士顿的"大波士顿地区"在全球生物医药领域占据重要地位，自 20 世纪 70 年代发展至今已经成为了全球最具规模的生物医药创新区域，在全美生命科学创新集群中排名第一位，这里构建了完善、成熟的生命健康创新生态系统。波士顿强大的创新潜力吸引了全球各大医药产业的巨头。全球最大的 20 家生物技术与医药公司有 19 家入驻波士顿。生物技术制药产业的雇员人数也在稳定上升。2019 年，波士顿地区生命科学领域风投资金达到 47 亿美元，占美国生命科学领域风投资金总额的 24.6%，不仅带来数百亿美金的生产总值，还创造了超过 11 万个就业岗位，使健康服务业成为波士顿第一大支柱产业，更是成为社会经济发展的"稳定器"和"催化剂"。

各国计划将生物医药列为未来发展的新兴产业，制定生物医药创新国家战略时，通常会把"波士顿模式"视为可以效仿的模型，学习借鉴发展经验。"波士顿模式"主要有以下三大特点：政府扮演积极角色，"产学研"分工与整合，规划和开发学院领衔的产业创新社区。

> ➤ 政府扮演积极角色

政府支持生物医药产业创新发展主要体现在为研究人员和产业推出新的激励机制，以促进创新与研发。主要的政策工具表现在两个方面：研究经费的支持和税收上的优惠。美国国立卫生研究院（NIH）提供的经费是波士顿生物医药取得骄人成绩的一个重要原因。大约 10% 的 NIH 经费会被给到以波士顿为龙头的马萨诸塞州。2018 年，在获得 NIH 经费超过 1 亿美元的 70 家组织中，11 家位于马萨诸塞州，波士顿地区占了其中的 10 家。马萨诸塞州州政府 2008 年宣布"马萨诸塞州生命科学激励计划"，承诺在未来 10 年内对生命科学产业投入 10 亿美元；成立"马萨诸塞州生命科学中心"，对本州生命科学产业进行更加制度化与系统化的管理。

> ➤ "产学研"分工与整合

"波士顿模式"中的重要一环是科研、教育与生产领域在功能上的协作。主要体现在初创企业与大型药厂间的分工与整合，以及大学研究所与产业间的合作。大学研究所是创新创业的重要驱动力，基础研究和临床研究资源丰富，可以培育一批初创型生命健康科技公司。大型制药企业收购有重大创新突破的初创公司，为基础创新成果最终的价值实现提供了众多机会和载体。

> ➤ 规划和开发学院领衔的产业创新社区

创新配套设施的建立与开发是"波士顿模式"可以成功的第三个重要因素。这个基于社区的规划与开发的中心是全球生物医药领域创新最为密集的肯德尔广场（Kendall Square）。统计显示，处于波士顿中心的剑桥地区有超过一千家与生物技术相关的公司，其中很大一部分位于肯德尔广场及附近区域。肯德尔广场除为企业家提供了良好的办公环境外，创新中心还通过为初创企业组织各种社交活动来培育创新文化。

1.1.5 生物前沿技术飞速发展

近年来，各国政府及组织在生物技术领域开展了一系列创新研究及计划，在脑与神经科学、基因编辑、合成生物学、干细胞、生物计算、精准医学等领域均取得了突破性新进展。

> ➤ 政策支撑当下，规划未来

美国为保持长期的科技优势地位，近年来最重要的科技立法活动是《无尽前沿法案》（Endless Frontier Act）的推出。该法案提出改组国家科学基金会为国家科学和技术基金会，并在该机构内设立技术局，提出未来 5 年将投入 1000 亿美元推进人工智能与机器学习、量子计算和信息系统、先进通信技术等十大关键科学技术的研发，建议投入 100 亿美元建设至少 10 个区域技术中心。

德国相继发布《国家生物经济战略》和《国家氢战略》，修订新的《人工智能战略》，规划了约 500 亿欧元的科研创新和卫生的资金投入，将德国科研发展的重点落在数字化与技术主权、医药研究和气候保护科技等领域。

英国政府在 2017 年《生命科学产业战略和生命科学行业协约》取得成功的基础上，结合英国脱欧、新冠肺炎疫情全球大流行、英国国家医疗服务体系（NHS）组织转型等背景，发布《生命科学愿景》（Life Sciences Vision），旨在通过联合政府、NHS、监管机构、企业、医学研究机构和学术界等社会各界，加强生命科学领域研究，使英国成为全球领先的生命科学中心。

日本提出"登月型研发制度"（Moonshot），计划在 2050 年前能够实现疾病的超早期预测和预防；同时，该国还将《科学技术基本法》修订更名为《科学技术创新基本法》，新设"科学技术创新推进事务局"以强化跨部门的指挥功能。

以色列批准了"促进对以色列末期（advanced-stage）高技术公司机构投资"的计划，通过加强生物融合领域合作，协助面临财务压力的公司通过吸引以色列投资者的投资来改善状况，鼓励机构投资者投资于高科技领域。此外，以色列创新署与欧洲投资银行（EIB）签署合作协议，共同寻求健康生物融合领域的投资机会。

全球新冠病毒变异应对策略

美国：美国国会推出《跟踪新冠病毒变体法案》，向美国疾病控制与预防中心（CDC）提供 20 亿美元，重点确定并解决新出现的变异新冠病毒，并为大幅提高美国的测序、监测和疫情分析能力提供资金，使之达到抵御危机所要求的水平。美国国

《生命科学愿景》聚焦四个主题：一是沿用在应对新冠肺炎疫情中发展的新工作模式，更好地应对未来的疾病防治；二是以英国的科学和临床研究基础设施为基础，强化基因组和健康数据领域的发展；三是支持英国国家医疗服务体系（NHS）更有效地测试和传播创新技术，使前沿科学和创新技术能够尽早应用；四是优化营商和融资环境，推动生命科学领域产品生产和商业化，并开展灵活高效的监管。

立卫生研究院成立"新兴传染病研究中心"（CREID），与其他 28 个国家同行机构合作在全球开展多学科调查，以监测病毒和其他病原体的分布及病毒外溢风险。美国疾病控制与预防中心投资 190 亿美元用于支持国家新冠病毒应变监测（NS3）系统，与商业诊断实验室、大学合作，拨款支持州、地区、地方和部落卫生部门，建立新冠病毒测序用于公共卫生应急响应、流行病学和监测联盟。

欧盟：启动"HERA 孵化器"计划，持续监测和分析新冠病毒的新变种，研发新型疫苗，快速且大规模生产针对变异病毒的疫苗。欧盟将采取"加快监管程序、提高工业生产"两项举措实现计划目标，提供一个使欧盟能在未来更好地预测和应对流行病的结构体系。

英国：建立新冠病毒基因工程联盟（COG-UK），为英国政府和英国国家医疗服务体系（NHS）提供大规模、快速的全基因组病毒测序。

➤ 前沿成果不断涌现，未来可期

2020～2021 年，前沿生物技术领域频现颠覆性突破。**基因编辑领域，**全球权威组织"人类基因组计划编写联盟"即将发布计算机辅助设计的全新基因编辑软件，将使大规模的基因组编辑和设计变得更加容易；美国马里兰大学研究人员开发出 CRISPR-Cas9 变种植物基因组编辑器，将在食品营养和安全方面发挥重要作用；德国研究团队利用基因工程生产出特殊细胞因子，首次成功恢复脊髓损伤致瘫小鼠的行走能力。**干细胞领域，**中美科学家将人类干细胞注射到食蟹猴胚胎中，从而培育出的首个人猴"杂交"胚胎存活近 20 天；荷兰研究人员利用干细胞在培养皿中培育出"会流泪"的微小人造泪腺。**合成生物学领域，**美国国家标准与技术研究院科学家成功合成出可正常生长分裂的"人造细胞"；美国麻省理工学院以基因改造病毒作电极，研发出为小型设备供电的新型环保电池。**脑机接口领域，**美国 BrainGate 团队开发出全新"无线脑机接口"系统，首次实现脑机信号无线高宽带传输；美国 Neuralink 公司将其脑机接口设备植入猕猴大脑，使其通过大脑意念控制电脑游戏；韩国科学家开发出由智能手机控制、体外无线充电的软脑植入物，实现大脑神经元的实时控制。**"AI+生物研发"领域，**美国 DeepMind 公司研发的 AlphaFold 2.0 人工智能系统在国际蛋白质结构预测竞赛（CASP）中拔得头筹，能够精确地基于氨基酸序列预测蛋白质 3D 结构；英国阿斯顿大学启动"Neu-Chip"新项目，通过在微芯片上培育人类脑干细胞来增强计算机解决复杂问题的能力。

研究团队在食蟹猴（*Macaca fascicularis*）胚胎（体外培养）中研究人扩展多能干细胞（hEPSC）的嵌合能力，证明 hEPSC 能够在食蟹猴胚胎中存活、增殖，并绘制植入前后细胞图谱。同时还发现了种间细胞相互作用，这些事件可能有助于塑造嵌合胚胎内人类和食蟹猴细胞的独特发育轨迹。

Intellia Therapeutics 成立于2014年，主要致力于 CRISPR/Cas9 技术在治疗领域的发展，曾获得 Atlas Venture 和诺华的首轮融资，拥有珍妮弗·道德纳授权的相关知识产权。

基因编辑领域专家、单碱基编辑技术开创者刘如谦教授创立的下一代基因编辑公司 Prime Medicine 宣布完成3.15亿美元融资。

基因治疗：在技术、资本和政策的驱动下，全球基因治疗行业快速升温，大量基因治疗药物研发进入临床阶段，并自 2015 年起呈现爆发式增长。据 ASGCT 的数据，截至 2020 年底，全球累计在研基因治疗临床试验超过 1300 项，其中约 25%处于临床 II-III 期，6%处于临床 III 期。2017 年以后，随着腺相关病毒药物 Luxturna 和 2 款 CAR-T 药物 Kymriah 和 Yescarta 的上市，基因治疗行业迅猛发展，成为最具发展潜力的全球性前沿医药领域之一。截至目前，全球已批准上市在售的基因治疗药物共有 14 款。2020 年，全球基因治疗药物龙头诺华上市药物 Zolgensma 与 Kymriah 的合计销售额已达到 14 亿美元。

mRNA 疫苗：目前 mRNA 公司的研发项目主要集中在预防性疫苗上，77%的 mRNA 公司至少有一种预防性疫苗在研发中，到 2035 年，mRNA 预防性疫苗将主导 mRNA 领域的发展。近期内大部分预防性疫苗收入仍将来自新冠肺炎疫苗产品，而中长期来看，其他针对呼吸道合胞病毒和流感等疾病的疫苗可能会达到更大范围。考虑到主要适应证内的目标人群渗透率、定价和竞争，全球预防性 mRNA 疫苗每个管线的平均峰值销售额或将达到 8 亿美元，2035 年该类 mRNA 疫苗市场总规模为 70 亿~100 亿美元（不包括新冠肺炎疫苗）和 120 亿~150 亿美元（包括新冠肺炎疫苗）。mRNA 治疗性疫苗具有巨大的商业潜力，但临床、监管和制造风险仍然很高。目前，大多数治疗性 mRNA 疫苗是多抗原疫苗，例如个性化癌症疫苗(PCV)，现已经提供了初步的正面安全性和有效性数据。据估计，PCV 产品的平均峰值销售额约为 50 亿美元，而针对单一疾病的产品约为 13 亿美元。到 2035 年，mRNA 治疗性疫苗总市场规模约为 70 亿~100 亿美元。总的来说，短期内 mRNA 产品市场规模取决于新冠肺炎疫苗的销售情况，随着其他预防性疫苗和治疗性疫苗的进入，预计市场总规模将从 2028 年开始增长，到 2035 年达到 230 亿美元。其中，预防性疫苗仍将是收入的基石，预计到 2035 年将占到市场份额的 50%以上，治疗性疫苗和治疗性药物预计分别占 30%和 20%。

全球生物医药领域重要奖项
诺贝尔奖

2020 年诺贝尔生理学或医学奖授予哈维·阿尔特（Harvey Alter）、迈克尔·霍顿（Michael Houghton）和查尔斯·赖斯（Charles Rice），表彰他们在"发现丙型肝炎病毒"方面作出的贡献；化学奖授予法国科学家埃玛纽埃勒·沙尔庞捷（Emmanuelle

Charpentier）和美国生物学家珍妮弗·道德纳（Jennifer Doudna），表彰她们开发出一种基因组编辑方法。

2021 年诺贝尔生理学或医学奖授予大卫·朱利叶斯（David Julius）和阿登·帕塔普蒂安（Ardem Patapoutian），表彰他们在温度与触碰"感受器"方面的研究，使人们对神经系统感知热、冷和机械刺激的机制方面的理解得到了快速提升；化学奖授予戴维·麦克米伦（David MacMillan）和本亚明·利斯特（Benjamin List），表彰他们在发展不对称有机催化中的贡献。

拉斯克奖

因新冠肺炎疫情全球大流行，2020 年度拉斯克奖停止颁发。

2021 年度拉斯克临床医学研究奖授予卡塔林·考里科（Katalin Karikó）和德鲁·韦斯曼（Drew Weissman），表彰他们在过去的十多年里对 mRNA 疫苗技术做出的贡献，由此让 Moderna 和 BioNTech 开发出 mRNA 新冠肺炎疫苗；基础医学研究奖授予迪特·厄斯特黑尔特（Dieter Oesterhelt）、彼得·黑格曼（Peter Hegemann）和卡尔·戴瑟罗斯（Karl Deisseroth），表彰他们在光遗传学研究上做出的突破；医学科学特殊成就奖授予加州理工学院著名学者戴维·巴尔的摩（David Baltimore），表彰他在病毒学、免疫学、癌症领域广泛的发现，以及在学术上的领导力和号召力。

突破奖生命科学奖

2020 年突破奖生命科学奖授予杰弗里·弗里德曼（Jeffrey Friedman）、弗吉尼娅·曼仪·李（Virginia Man-Yee Lee）、F. 乌尔里希·哈特尔（F. Ulrich Hartl）和亚瑟·霍里奇（Arthur Horwich），表彰他们分别发现了一种新的内分泌系统——"瘦素系统"；分子伴侣在调解蛋白质折叠以及阻止蛋白质聚合中的作用；额颞叶痴呆和肌萎缩侧索硬化症中的 TDP43 蛋白聚合体，并揭示了不同细胞类型中不同形式的 α-突触核蛋白是导致帕金森病和多系统萎缩的原因。

2021 年突破奖生命科学奖授予戴维·贝克（David Baker）、卡特琳·迪拉克（Catherine Dulac）、卢煜明（Dennis Lo）和理查德·尤尔（Richard Youle），表彰他们分别开发出能够设计自然界中从未见过的蛋白质的技术；在细胞及其连接水平上解析了复杂的养育行为，证明两性中均存在控制男性和女性特征性养育行为的神经通路；发现母体血液中存在胎儿 DNA，可用于产前检查；阐明清除受损线粒体从而预防帕金森病的质量控制途径。

1.2　新冠肺炎疫情下的医药产业发展

新冠肺炎疫情影响了所有药物开发及其相关人员的关注点，加速了科研人员研发药品、医疗器械的脚步。但同时，科研人员、监管机构等各方也面临着平衡新药安全审批与抗击疫情的压力。长期来看，新冠肺炎疫情既是机遇，也是挑战。

1.2.1 疫情前后的全球制药 10 强格局

> 2019 年、2020 年，瑞士双雄连续雄霸冠亚军

从美国《制药经理人》（*Pharma Exec*）2020 年、2021 两年"全球制药企业 50 强排行榜*"可以看出，受到新药研发周期制约，新冠肺炎疫情对 2019 年、2020 年制药企业的处方药收入影响较小。2019 年，罗氏处方药销售收入达到 482.47 亿美元，整体增长了 8.3%，首次问鼎全球制药企业第一名，打破了辉瑞过去 4 年连续雄霸冠军宝座的局面。与此同时，诺华也凭借 6% 的处方药销售收入增长使得排名上升一位，首次出现了两家瑞士药企雄霸排行榜冠亚军的局面。并购是影响药企排名的另一大外部变量。2019 年百时美施贵宝公司从第 11 名直接跃升到了第五名的位置，就是因为在当年 11 月完成了对 Celgene 公司的 710 亿美元收购。同时，武田公司则在完成对 Shire 公司 620 亿美元收购之后，从第 16 名跃升至前 10 位的药企之列，处方药销售收入相比 2019 年增长了 67.8%。

2020 年，全球制药企业 50 强前 5 位的企业分别是罗氏公司、诺华公司、艾伯维公司、强生公司和百时美施贵宝公司，前 50 名制药企业的处方药总销售额为 6573 亿美元（附录 1）。前 10 位企业的销售门槛超过了 278 亿美元，6 家保持排名不变。罗氏以 474.92 亿美元蝉联冠军，诺华以不到 3 亿美元的微弱差距屈居第二，重现雄霸冠亚军的局面。默沙东也因为百时美施贵宝、艾伯维等巨头体量飙升而滑落至第 6 名。2021 年的 50 强排行榜中有三家新晋企业，分别是迈兰与辉瑞普强合并成立的晖致（第 19 位）、石药集团（第 44 位）和德国 STADA Arzneimittel（第 50 位）。

5 家中国制药企业进入了全球药企 50 强榜单，云南白药排名第 34 位，江苏恒瑞医药排名第 38 位，中国生物制药排名第 40 位，上海医药集团排名第 42 位，首次上榜的石药集团排名第 44 位。

为了源源不断地推出重量级新药，药企们往往需要"外部收购+内部自主研发"同时来布局开发一些前沿药物，扩充管线产品储备。临床开发储备竞赛也导致这些药企需要投入的研发资金直线飙升。罗氏连续两年成为销售收入和研发投

石药集团2020年全年收入249.4亿元人民币，同比增长12.8%，纯利润51.6亿元人民币，同比增长38.9%。凭借恩必普（丁苯酞）、克艾力（白蛋白紫杉醇）、多美素（盐酸多柔比星）为代表的处方药出色销售额，石药集团首次跻身全球制药TOP50榜单，列44名。

---

* 根据 2020 年全球制药企业处方药销售额进行统计排名。

入的双料冠军，其在药物研发投入方面同比增长 9.8%，达到 113.01 亿美元，连续两年成为跨国药企中唯一研发投入过百亿美元的企业。巨额的研发投资也给罗氏带来了源源不断的新品，罗氏目前管线中有 19 个新的化合物在Ⅲ期临床或审批阶段（表 1-7）。

表 1-7　2019 年、2020 年全球制药企业处方药销售收入前 10 名及研发支出情况

2019排名	公司名称	2019 年处方药年销售额（亿美元）	2019 年研发投入（亿美元）	2020排名	公司名称	2020 年处方药年销售额（亿美元）	2020 年研发投入（亿美元）
1	罗氏	482.47	102.93	1	罗氏	474.92	113.01
2	诺华	460.85	83.86	2	诺华	472.02	84.84
3	辉瑞	436.62	79.88	3	艾伯维	443.41	58.30
4	默沙东	409.03	95.63	4	强生	431.49	95.63
5	百时美施贵宝	406.89	87.30	5	百时美施贵宝	419.03	92.37
6	强生	400.83	93.81	6	默沙东	414.35	92.31
7	赛诺菲	349.24	88.34	7	赛诺菲	358.02	58.90
8	艾伯维	323.51	60.71	8	辉瑞	356.08	88.84
9	葛兰素史克	312.88	49.89	9	葛兰素史克	305.85	59.08
10	武田	292.87	55.41	10	武田	278.96	43.93

数据来源：《制药经理人》

> 2021 年，格局稳定，辉瑞夺魁

2021 年上半年，辉瑞凭借新冠 mRNA 疫苗翻身，制药业务收入达 335.59 亿美元重夺冠军宝座，同比增长 68%，其中新冠 mRNA 疫苗收入 113 亿美元。预计 2021 全年新冠 mRNA 疫苗会为辉瑞带来约 335 亿美元收入，将超越"药王"——阿达木单抗（Humira）成为史上销售额最高的药物（表 1-8）。

诺华公司药品销售额由风湿免疫科 Cosentyx、心衰新药 Entresto、基因疗法 Zolgensma 等重磅产品快速增长拉动，业绩迅速攀升。

艾伯维 2020 年 5 月完成了对艾尔建的收购，收入体量巨增，明星单品 Humira 上半年贡献收入 99.35 亿美元，在公司整体收入中占比达到 37%；自身免疫疾病 IL-23 单抗 Skyrizi（risankizumab）在短短 1 年多时间已获批 4 个适应证，2020 年销售额实现翻倍增长，达 12.48 亿美元；BTK 抑制剂 Imbruvica（伊布替尼）保持稳定，收入 26.49 亿美元。

罗氏由于持续受生物类似药冲击，是 2021 年上半年唯一一家业绩出现负增长的药企巨头（–3%），但其创新药物销售额强劲增长，全球首个/唯一治疗原发进展型多发性硬化症的药物 Ocrevus（奥法妥木单抗）营收 26.11 亿美元；血友病新药 Hemlibra 营收 14.92 亿美元，同比增长 45%，成为上半年罗氏销售额增长幅度最高的药物。

表 1-8　2021 年上半年全球制药企业处方药销售收入前 10 名情况

公司名称	2021 年上半年排名	2020 年排名	制药业务收入（亿美元）
辉瑞	1	8	335.59
艾伯维	2	3	269.69
诺华	3	2	253.67
强生	4	4	247.98
罗氏	5	1	235.63
百时美施贵宝	6	5	227.76
默沙东	7	6	192.18
赛诺菲	8	7	179.80
武田	9	10	159.25
阿斯利康	10	11	155.40

数据来源：各公司 2021 年半年报

> ➤ 疫情之下，脱颖而出的疫苗企业

汹涌而来的新冠肺炎疫情，让生物医药技术产生了重大突破。尽管肿瘤免疫治疗、基因编辑等也是深刻改变医疗行业的技术，但它们带来的变革是循序渐进的，mRNA 技术则是在全球突然面临一场严重的公共卫生危机时爆发式发展，而且只有少数几家公司掌握核心技术，势必会促使相关企业一举成名，成为疫情当中的现象级企业。在很多生物医药公司因新冠肺炎疫情肆虐而业务停滞之际，Moderna、BioNTech 等生物公司乘着新冠 mRNA 疫苗的"东风"，市值一度突破千亿美元大关，甚至超越默克、GSK、阿斯利康等老牌药企，成为当今全球瞩目的医药公司。

全球著名 mRNA 疫苗公司

Moderna 公司：成立于 2010 年的 Moderna 公司致力于开发以 mRNA 技术为基础

2021 年 11 月 2 日，Moderna 宣布与基因编辑公司 Metagenomi 达成战略研发合作，共同开发新一代基因编辑疗法。根据协议，双方将借助 Moderna 的 mRNA 平台以及脂质纳米颗粒(LNP)递送技术，结合 Metagenomi 的新型基因编辑工具，共同为具有严重遗传疾病的患者提供新疗法。

2020 年，全球销售额超过 10 亿美元的药物"重磅炸弹"共有 150 个，前 100 名合计销售收入 3545 亿美元。

的创新疗法。2018 年 12 月，Moderna 在美国纳斯达克上市，以每股 23 美元的价格募资超 6 亿美元，创造了生物技术公司 IPO 募资新纪录。如今，公司股价屡创新高，2021 年 8 月初总市值一度接近 2000 亿美元，股价上涨超过 1600%。mRNA 疫苗在新冠肺炎领域的成功极大刺激和推动了 mRNA 技术的发展与扩张。Moderna 公司关注于核酸技术、基因治疗、基因编辑，以及新的递送技术，研发管线包括多款抗病毒疫苗和再生疗法，未来将向基因编辑领域进军。

BioNTech 公司：成立于 2008 年的 BioNTech 公司专注于分子免疫疗法和基于生物标记物的诊断方法的开发。同 Moderna 公司一样，BioNTech 公司也因新冠 mRNA 疫苗的开发而名声大噪，目前该公司大部分管线都专注于将 mRNA 用于癌症应用。2020 年 5 月，BioNTech 以 6700 万美元收购了肿瘤免疫疗法公司 Neon Therapeutics，获得了其过继 T 细胞疗法和新抗原技术；2021 年 7 月，与吉利德子公司 Kite 达成协议，收购 Kite 实体瘤新抗原 T 细胞受体（TCR）研发平台及其美国马里兰州盖瑟斯堡的生产工厂，以支持在美国的临床试验，同时也是对德国细胞疗法生产基地的产能补充。

1.2.2 重磅创新品种成果俱佳

> 2020 年，肿瘤药物居重磅品种首位

据美国癌症学会《2020 年全球癌症统计报告》统计，2020 年全球预计约有 1929.3 万癌症新发病例，较 2018 年增长 6.59%；癌症死亡病例 995.8 万，较 2018 年增加 3.73%。乳腺癌首次超越肺癌成为全球新诊断人数最多的癌症，约占新发癌症病例的 11.7%，肺癌（11.4%）排名第二位，第三位为结肠直肠癌（10.0%）。全球死亡率最高的癌症依次为：肺癌（18.0%）、结肠直肠癌（9.4%）、肝癌（8.3%）。这些疾病领域产生的药物也成为重磅品种的主要来源。

2020 年全球药品销售重磅品种（附录 2）中，排名前 50 名的药品总销售额为 2568.37 亿美元，约占全球生物医药市场的 20.35%。销售冠军宝座仍属于"药王"——阿达木单抗（Humira）。尽管受到生物类似药冲击，阿达木单抗 2019 年的销售额有所下滑，但 2020 年销售额出现逆势增长，达到 198.3 亿美元，较 2019 年增长 3.5%，连续 8 年蝉联全球药品销售额冠军。默沙东公司的帕博利珠单抗（Keytruda）销售额为 143.8 亿美元，同比增长 30%，位列第二位。来那度胺仍是化药小分子销售冠军，销售收入达 121.1 亿美元。前 10 名产品中，化学小分子、生物类产品各有 5 个（表 1-9）。

BioNTech 公司副总裁卡塔林·考里科与宾夕法尼亚大学教授德鲁·韦斯曼一起被授予 2021 年度拉斯克临床医学研究奖，表彰他们在过去的十多年里对 mRNA 疫苗技术做出的贡献。

2000 年，60.8% 患者死于慢性非传染性疾病（NCDs），2019 年该比例上升至 73.6%。2019 年，30～70 岁人群中心血管疾病、癌症、慢性呼吸系统疾病和糖尿病的致死率为 17.8%，较 2000 年 22.9% 下降了 5.1 个百分点。但由于人口增长和老龄化，2019 年四大慢病所致死亡人数达到 3320 万，相比 2000 年增加 28%。

帕博利珠单抗于
2018 年反超纳武利尤单
抗（Opdivo）成为全球
销售额最高的一款 PD-1
单抗，有望在 2023 年取
代 Humira 成为世界上最
畅销的药物。Keytruda
的核心专利将于 2028 年
到期，其生物类似药也
已经在酝酿之中。

表 1-9　2020 年度药品销售额前 10 名

2020 年销售额排名	药品	公司名称	2020 年销售额（亿美元）	品种分类	2019 年销售额排名
1	Humira（阿达木单抗）	艾伯维	198.3	生物大分子	1→
2	Keytruda（帕博利珠单抗）	默沙东	143.8	生物大分子	2→
3	Revlimid（来那度胺）	百时美施贵宝	121.1	化药小分子	3→
4	Eliquis（阿哌沙班）	百时美施贵宝/辉瑞	91.7	化药小分子	6↑
5	Imbruvica（伊布替尼）	艾伯维/强生	84.3	化药小分子	14↑
6	Eylea（阿柏西普）	再生元/拜耳	83.6	生物大分子	5↓
7	Stelara（乌司奴单抗）	强生	79.4	生物大分子	9↑
8	Opdivo（纳武利尤单抗）	百时美施贵宝/小野	79.2	生物大分子	4↓
9	Biktarvy（比克恩丙诺）	吉利德	72.6	化药小分子	17↑
10	Xarelto（利伐沙班）	拜耳/强生	69.3	化药小分子	11↑

数据来源：Fierce Pharma、EvaluatePharma

有 3 款药品首次出现在销售额前 10 名榜单上，分别是艾伯维—强生联合开发的伊布替尼（Imbruvica）、吉利德的抗 HIV 新药比克恩丙诺（Biktarvy）、拜耳—强生合作开发的利伐沙班(Xarelto)。与此同时，罗氏抗癌药"三巨头"——曲妥珠单抗（Herceptin）、贝伐单抗（Avastin）、利妥昔单抗（Rituxan）已掉出前 10 名榜单。此外，安进/辉瑞的 TNF-α 抑制剂依那西普（Enbrel）也被挤出了前 10 位榜单，位列第 11 名。

从药物类型上看，全球销售额前 100 名的药品中，小分子药物共 52 个，销售收入占比 46%；单抗、双抗、ADC（抗体偶联药物）、重组蛋白类大分子药物共 42 个，销售收入占比 49%。从适应证来看，全球销售额前 20 名产品中，适应证覆盖自身免疫性疾病、实体瘤和血液肿瘤等领域，其中肿瘤药品数量排名第一位，共计 9 个。从企业产品数量上看，全球销售额前 100 名药品中，罗氏拥有 11 个品种，数量最多，其次为强生 10 个、诺华 9 个。

➢ 2021 年，肿瘤、新冠药物群雄并举

2021 年，肿瘤领域预计将继续成为该年行业营收增长的主要动力。据 Evaluate 预测，新冠肺炎疫苗销售额在 2021 年将达到 100 亿~150 亿美元，辉瑞/BioNTech 疫苗将成为最畅销的产品。

根据资料显示，新冠肺炎疫苗、癌症、牛皮癣、免疫学和罕见遗传病治疗已成为人们关注的焦点，上述疾病相关的治疗药品是 2021 年潜在的主要重磅品种（表 1-10）。

表 1-10　2021 年潜在重磅药品品种

序号	药品	公司名称	适应证	2026 年预期销售额（亿美元）
1	Aducanumab	Biogen /Eisai	老年痴呆症	48
2	NVX-CoV2373	Novavax	新冠肺炎疫苗	27.3
3	Efgartigimod	Argenx	IgG 介导的自身免疫性疾病	25
4	Bardoxolone methyl	Reata Pharmaceuticals	慢性肾病	25
5	Deucravacitinib	BMS	牛皮癣等炎症性疾病	22.1
6	Inclisiran	Novartis	高胆固醇血症	20.1
7	SRP-9001	Sarepta Therapeutics	杜兴氏肌肉营养不良症（DMD）	18.8
8	Adagrasib	Mirati Therapeutics	KRAS G12C 突变阳性癌症	17.4
9	Bempegaldesleukin	Nektar Therapeutics	黑色素瘤、肾细胞癌等癌症	17.2
10	Bimekizumab	UCB	牛皮癣	16.3

数据来源：Fierce Pharma

1.2.3　全球药物研发管线持续扩展

新冠肺炎疫情以来，全球药物研发管线并没有出现萎缩。2021 年，全球研发管线*总共包含了 18 582 种药物，与 2020 年相比增加了 4.76%。在全球研发管线

---

* 包括临床前，临床期，以及上市后仍然在开发其他适应证的药物。

中，肿瘤领域仍然是全球范围内最热门的研发领域，2021年研发管线中，药物达到6961种，与上一年相比增长了7.0%，占当年的37.5%，创下近10年来又一新高。新冠肺炎疫情对药物研发的重心产生了重要影响，抗感染类药物的数目比2020年增加了22.4%，几乎全部来自新冠病毒药物和疫苗。新药方面，排除有798款对新冠肺炎疫情的新药物或者新疫苗进入研发管线后，2020年仍然有4746种新药进入研发管线，与2019年（4730种）基本持平。

虽然疫情对各家公司的药物开发计划产生了较大影响，也对各国政府监管机构的日常运行造成了冲击，但各国药监机构在新冠肺炎创新疗法、检测试剂与疫苗等方面加大了审评速度。2020年美国食品药品监督管理局（FDA）共批准53个创新药（附录4），仅次于2018年的59个（图1-6）。

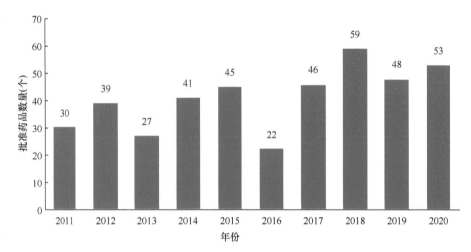

图 1-6 美国 FDA 历年新药批准数量

数据来源：美国 FDA

53款新药中包括39个新分子实体和14个新生物制品。新药仍以肿瘤药居多（30.2%，16/53），其他占比较高的疾病领域还包括神经（15.1%，8/53）、内分泌代谢（9.4%，5/53）、诊断试剂（7.5%，4/53）、感染性疾病（7.5%，4/53）。共有30个新药是以"优先审评"的方式获得FDA批准上市，其中包括23个新分子实体和3个新生物制品。有31个品种被美国FDA授予"孤儿药"资格，占所有获批新药的58.5%。有22个（42%）被美国FDA授予突破性疗法（BTD）资格，包括9个生物制品（占今年获批生物制品的64.3%）、13个新分子实体（占今年获批新分子实体的33%）。53款创新药中，92%在第一轮审评过程中获批，75%在美国首先获得监管批准。

美国 FDA 加快评审的重要途径

优先审评：一种在研药物，如果用于防治严重疾病并且有证据显示该药物有明显优于现有治疗手段的临床价值，则新药研发公司可以在递交新药上市申请（NDA/BLA）或有效性补充申请（efficacy supplement）时，向 FDA 申请优先审评认定。与标准的审评时间（10 个月）相比，FDA 对获得优先审评认定的药物，会在 6 个月内完成上市审批。2018～2020 年 FDA 批准的创新药中，获得优先审评认定的新药所占比例分别为73%（2018 年）、58%（2019 年）和57%（2020 年）。

孤儿药：孤儿药资格是美国 FDA 鼓励开发用于治疗罕见病创新药的措施。根据美国《孤儿药法案》，凡获得孤儿药资格认定的新药，有机会获得 7 年市场独占权，此外还享有税费优惠、快速审批通道等一系列配套措施。

突破性疗法：突破性疗法认定资格是指药物被开发单用，或与一种或多种其他药物联用，用于治疗严重或危及生命的疾病，且初步临床试验表明，在一个或多个有临床意义的终点指标上，该药较现有疗法有显著改善，如临床开发早期观察到的明显疗效。在研新药一旦被确认具突破性疗法认定资格便能享受一系列优惠待遇，包括快速通道认定、FDA 指导，以及有高级管理者和资深评审人员参与的对开发计划进行积极协作性的跨学科评审。

2020 年美国 FDA 批准 first-in-class[*]品种 21 个，其中新分子实体（NME）14个，适应证涉及多重耐药 HIV、甲状腺眼病、高胆固醇血症等常见疾病和复发或难治性多发性骨髓瘤等罕见疾病（表 1-11）。生物制品许可申请（BLA）8 个，适应证涉及埃博拉、甲状腺眼病、B 细胞淋巴瘤等（表 1-12）。

表 1-11　2020 年美国 FDA 批准的 NME 中 first-in-class 品种

序号	商品名	活性成分	公司	靶点	适应证
1	Ga 68 PSMA-11	ga 68 PSMA-11	UCLA/UCSF	前列腺特异性膜抗原（PSMA）	诊断前列腺癌
2	Imcivree	setmelanotide	Rhythm Pharmaceuticals	黑素皮质素-4 受体（MC4R）激动剂	罕见遗传性肥胖
3	Isturisa	osilodrostat	诺华	11β 羟化酶抑制剂	库欣综合征
4	Klisyri	tirbanibulin	Athenex, Almirall	微管抑制剂	光化性角化病
5	Koselugo	selumetinib	阿斯利康/默沙东	MEK1/2 抑制剂	1 型神经纤维瘤病

Koselugo 是美国 FDA 批准的首款治疗 1 型神经纤维瘤病（NF1）的创新疗法药物。

---

[*] first-in-class：同靶点或同适应证中首个上市的原创新药。

续表

序号	商品名	活性成分	公司	靶点	适应证
6	Nexletol	bempedoic acid	Esperion Therapeutics	ATP 柠檬酸裂解酶抑制剂（ACL）	降低胆固醇
7	Oxlumo	lumasiran	Alnylam	羟基酸氧化酶 1（HAO1）的 RNAi	原发性高草酸尿症 1 型
8	Rukobia	fostemsavir	ViiV Healthcare	附着抑制剂	艾滋病
9	Tauvid	flortaucipir F18	礼来	脑内异常 tau 蛋白	阿尔茨海默病
10	Tazverik	tazemetostat	Epizyme	zeste 基因增强子同源物 2（EZH2）抑制剂	上皮样肉瘤
11	Veklury	remdesivir	吉利德	RNA 依赖性 RNA 聚合酶（RdRp）抑制剂	新冠肺炎
12	Winlevi	clascoterone	Cassiopea	雄激素受体（AR）抑制剂	痤疮
13	Xeglyze	abametapir	Dr. Reddy Labs	金属蛋白酶抑制剂	虱病
14	Zokinvy	lonafarnib	Eiger Bio Pharmaceuticals	法尼基转移酶抑制剂	早衰症和早衰样核纤层蛋白病

数据来源：美国 FDA

表 1-12　2020 年美国 FDA 批准的 BLA 中 first-in-class 品种

序号	商品名	活性成分	公司	靶点	适应证
1	Blenrep	belantamab mafodotin-blmf	GSK	B 细胞成熟抗原（BCMA）抗体偶联微管蛋白聚合抑制剂	成人多发性骨髓瘤
2	Enspryng	satralizumab	罗氏	白细胞介素-6（IL-6）单抗	视神经脊髓炎谱系障碍
3	Inmazeb	atoltivimab/ maftivimab/ odesivimab-ebgn/ REGN-EB3	再生元	病毒表面糖蛋白	埃博拉
4	Monjuvi	tafasitamab-cxix	MorphoSys	CD19 单抗	B 细胞淋巴瘤
5	Tepezza	teprotumumab-trbw	Horizon Pharma	胰岛素样生长因子-1 受体（IGF-1R）单抗	甲状腺眼病
6	Trodelvy	sacituzumab govitecan	Immunomedics	TROP-2 抗原抗体偶联拓扑异构酶 I 抑制剂	三阴性乳腺癌
7	Uplizna	inebilizumab-cdon	Viela Bio	CD19 单抗	视神经脊髓炎系障碍

数据来源：美国 FDA

1.2.4　医疗器械获批新品种体外诊断占比攀升

2020 年，美国 FDA 共批准了 60 个医疗器械产品，数量最多的是植入式设备，共 25 种，占比 41.7%；受新冠肺炎疫情对诊断检测试剂的需求，体外诊断检测试剂产品数量大幅增加，从 2018 年的 8 种增加到 2020 年的 21 种，占比增至 35%；电子仪器设备数量位于第三位，占比为 13.3%（图 1-7）。

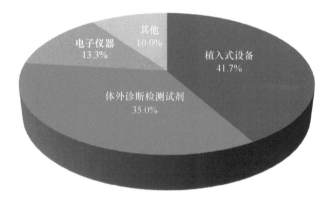

图 1-7　2020 年美国 FDA 批准首次上市医疗器械产品领域分布情况

数据来源：美国 FDA

其中基础医学（Foundation Medicine）公司获批相关产品数量最多，共有 7 个，其次为索灵诊断公司获批 6 个、波士顿科学公司获批 5 个、美敦力公司获批 4 个、雅培公司获批 3 个；爱德华兹生命科学、飞利浦等 5 家企业获批产品数量均为 2 个（表 1-13）。

表 1-13　2020 年美国 FDA 批准首次上市医疗器械厂商分布情况*

序号	公司	首次上市获批产品数量（个）
1	基础医学（Foundation Medicine）	7
2	索灵诊断（DiaSorin Inc.）	6
3	波士顿科学（Boston Scientific Corporation）	5
4	美敦力（Medtronic）	4
5	雅培（Abbott）	3
6	爱尔康（Alcon）	2
7	爱德华兹生命科学（Edwards Lifesciences LLC）	2
8	飞利浦（Philips Medical Systems）	2
9	罗氏（Roche Molecular Systems, Inc.）	2
10	Ventana 医疗系统（Ventana Medical Systems, Inc.）	2

数据来源：美国 FDA

---

* 统计范围为至少有两项品种获批的企业。

基础医学公司（Foundation Medicine）的实验室检测试剂——FoundationOne®CDx能够在肿瘤组织中检测324个基因的遗传变异，被用于非小细胞肺癌、黑色素瘤、乳腺癌、结直肠癌、卵巢癌等多种肿瘤的伴随诊断。

2

中国生物医药产业概述

启航 2020-2021 · 北京生物医药产业发展报告

导读：2020~2021 年，中国生物医药产业保持高速发展态势，研发创新实力稳步增强，产业结构进一步升级，"三医联动"政策逐步完善，京津冀、长三角、粤港澳大湾区等生物医药产业集聚区战略布局持续优化，资本市场活跃度显著提高。

2020~2021 年我国生物医药产业主要有以下趋势：

1. 产业经济运行稳步增长，生物药品制造出口增幅显著；

2. 百强企业引领创新发展，创新药上市已由零星突破转向密集上市；

3. 国家及各省市积极布局"十四五"产业发展，政策环境不断完善；

4. 科创板和港股形成集聚态势，北交所拓宽创新融资渠道；

5. 干细胞技术、基因技术等生命科学前沿研究达到国际领先水平；

6. 产业区域创新引领，京津冀、长三角、粤港澳大湾区加速集聚。

2.1　产业发展态势良好

2020 年我国生物医药产业发展态势良好。医药工业营业收入与利润总额稳步增长，其中利润增速较去年同期上升 12 个百分点。卫生材料及医药用品制造、生物药品制造出口增幅显著。

2.1.1　医药产业稳步增长

➤　工业利润增长提速

2020 年全国医药工业营业收入 27 960.3 亿元，同比增长 7.0%，增速较去年同期下降 0.9 个百分点。8 个子行业营业收入增长情况见表 2-1。营业收入最高的分别为化学药品制剂制造(营业收入占比 29.9%)、中成药生产(15.8%)、化学药品原料药制造（14.1%）、医疗仪器设备及器械制造（13.5%）。营业收入增长最快的分别为卫生材料及医药用品制造（同比增长 42.3）、医疗仪器设备及器械制造（29.7%）、生物药品制造（16.5%）、制药专用设备制造（9.3%）。

2020 年全国规模以上医药工业企业营业收入 2.5 万亿元，同比增长 4.5%。

表 2-1　2020 年医药产业子行业营业收入

医药产业子行业	营业收入（亿元）	同比增长（%）	占比（%）
化学药品原料药制造	3 944.6	4.4	14.1
化学药品制剂制造	8 356.9	−1.2	29.9
中药饮片加工	1 781.9	−8.6	6.4
中成药生产	4 414.2	−3.0	15.8
生物药品制造	2 795.6	16.5	10.0
卫生材料及医药用品制造	2 687.2	42.3	9.6
制药专用设备制造	197.9	9.3	0.7
医疗仪器设备及器械制造	3 782.0	29.7	13.5
总计	**27 960.3**	/	**100**

数据来源：国家统计局

医药工业利润向好态势不断巩固。2020年全国医药工业利润总额4122.9亿元，同比增长19.3%，增速较去年同期上升12个百分点。8个子行业利润增长情况见表2-2。利润额最高的分别为化学药品制剂制造（利润额占比26.7%）、医疗仪器设备及器械制造（17.0%）、中成药生产（15.0%）、生物药品制造（14.8%）。利润增长最快的分别为卫生材料及医药用品制造（同比增长128.3%）、制药专用设备制造（109.3%）、医疗仪器设备及器械制造（69.9%）、生物药品制造（28.8%）。

2020年全国规模以上医药工业企业利润总额3506.7亿元，同比增长12.8%。

表2-2 2020年医药产业子行业利润总额

医药产业子行业	利润总额（亿元）	同比增长（%）	占比（%）
化学药品原料药制造	524.8	23.9	12.7
化学药品制剂制造	1102.4	−7.7	26.7
中药饮片加工	125.4	−23.2	3.0
中成药生产	618.8	4.3	15.0
生物药品制造	609.6	28.8	14.8
卫生材料及医药用品制造	428.9	128.3	10.4
制药专用设备制造	12.7	109.3	0.3
医疗仪器设备及器械制造	700.3	69.9	17.0
总计	**4122.9**	/	**100**[*]

数据来源：国家统计局

*占比四舍五入后总计为100。

> 卫材、生物药出口增幅显著

2020年全国医药工业出口交货值3000.9亿元，同比增长40.9%（表2-3）。出口交货值最高的分别为医疗仪器设备及器械制造（占比35.8%）、化学药品原料药制造（28.7%）、卫生材料及医药用品制造（13.8%）、生物药品制造（10.1%）。出口交货值增长最快的分别为卫生材料及医药用品制造（同比增长120%）、生物药品制造（56.3%）、医疗仪器设备及器械制造（47.5%）、化学药品制剂制造（22.9%）。

出口交货值与出口额的统计口径不同。出口交货值：是指工业企业自营（委托）出口（包括销往香港、澳门、台湾地区）或交给外贸部门出口的产品价值，以及外商来样、来料加工、来件装配和补偿贸易等生产的产品价值。出口额：是指具有自营出口权的工业企业直接出口到国(境)外，交给外商的用外汇结算的产品价值。

表 2-3　2020 年医药产业子行业出口交货值

医药产业子行业	出口交货值（亿元）	同比增长（%）	占比（%）
化学药品原料药制造	860.7	18.8	28.7
化学药品制剂制造	249.1	22.9	8.3
中药饮片加工	33.3	22.2	1.1
中成药生产	45.0	−1.6	1.5
生物药品制造	303.7	56.3	10.1
卫生材料及医药用品制造	415.6	120.0	13.8
制药专用设备制造	18.1	6.6	0.6
医疗仪器设备及器械制造	1075.4	47.5	35.8
总计	**3000.9**	/	**100***

数据来源：国家统计局

*占比四舍五入后总计为 100。

2.1.2　百强引领高质量发展

中国医药工业信息中心发布 2020 年中国医药工业百强名单。中国医药集团有限公司、扬子江药业集团有限公司、广州医药集团有限公司、江苏恒瑞医药股份有限公司、华润医药控股有限公司位列前五名（表 2-4）。

➢　百强总营收九千亿，行业占比近 1/3

受新冠肺炎疫情等因素的叠加影响，2020 年中国医药工业百强企业（简称百强企业）主营业务收入 9012.1 亿元，同比下降 3.1%。2020 年行业集中程度基本稳定，百强企业主营业务收入在医药工业总体中占比为 32.2%，与 2018 年基本持平，较 2019 年略有下降。

回顾"十三五"时期，百强企业经历了密集的政策调整与快速的市场重塑，实现主营业务收入与集中度双提升。其中，百强企业主营业务收入从 2016 年的 6131.0 亿元增长至 2020 年的 9012.1 亿元；百强企业集中度从 2016 年的 22.8%提升至 2020 年的 32.2%。

➢　十强格局变化明显

2020 年中国医药集团有限公司由 2019 年主营业务收入的第三名跃居榜首，

2019 年的第一名扬子江药业集团有限公司则退居第二名，2019 年的第二名广州医药集团有限公司位于第三名，江苏恒瑞医药股份有限公司排名大幅提升，从 2019 年的第 10 名跃升至第 4 名，石药控股集团有限公司首次进入十强，排名位于第 10 名。

江苏恒瑞医药股份有限公司（百强企业排名第 4 位）的产品涵盖抗肿瘤药、手术麻醉类用药、特色输液等领域。公司 2020 年营业收入 277 亿元，同比增长 19%；净利润 63 亿元，同比增长 18%；研发投入 49 亿元，比上年增长 28%。公司现有 7 个创新药上市销售，3 个创新药已报产，另有 30 多个创新药处于临床试验阶段。

石药控股集团有限公司（百强企业排名第 10 位）的产品涵盖神经系统药、抗肿瘤药、心血管药等领域。公司 2020 年营业收入 249 亿元，同比增长 12%；净利润 51 亿元，同比增长 38%；研发投入 28 亿元，比上年增长 44%。公司在心脑血管、肿瘤、内分泌、抗感染、精神神经、自身免疫等 6 大治疗领域已有 300 多个在研项目，其中在研新靶点大分子生物药 50 个、小分子新药 40 个。

表 2-4 2016~2020 年十强企业排名变化情况

百强企业名称	百强企业排名				
	2016 年	2017 年	2018 年	2019 年	2020 年
中国医药集团有限公司	4	4	3	3	1
扬子江药业集团有限公司	1	1	1	1	2
广州医药集团有限公司	2	2	2	2	3
江苏恒瑞医药股份有限公司	17	14	14	10	4
华润医药控股有限公司	5	5	5	4	5
修正药业集团股份有限公司	3	3	4	5	6
上海复星医药（集团）股份有限公司	12	11	7	7	7
上海医药（集团）有限公司	6	6	6	6	8
齐鲁制药集团有限公司	8	8	8	12	9
石药控股集团有限公司	15	15	12	13	10

数据来源：中国医药工业信息中心

> ➢ 百强研发强度创新高

百强企业研发投入在"十三五"期间持续增加。2020 年百强企业平均研发费用支出为 6.33 亿元，平均研发强度为 6.8%，均创历年最高。从研发强度梯度分布看，研发强度在 10%以上的企业在百强榜中占比不断提升；研发强度高于 15%的企业有 5 家，分别为信达生物、康弘药业、先声药业、烟台绿叶和恒瑞医药；研发投入高于 10%、不足 15%的企业有 13 家，较 2019 年增加了 4 家。

百强企业作为我国生物医药创新的主力军，正逐渐迎来收获期。2016～2020 年，共有 41 款 1 类新药获批，其中 41%由百强企业贡献。百强企业正加速创新成果走向世界，已有 10 款由百强企业研发的创新药在海外处于临床Ⅲ期试验及以后阶段。恒瑞医药、复星医药、石药集团、信达生物等已成为海外授权的成熟卖方。

> ➢ 百强聚集特征明显

从百强企业全国地区分布来看（表 2-5），86%集聚在华东、华北、东北、西南 4 个地区。其中，华东地区集聚了 44 家百强企业，华北地区有 24 家百强企业，东北地区、西南地区分别有 9 家百强企业。65%的百强企业均集聚在长三角、京津冀、粤港澳大湾区，以及成渝 4 个产业集群内。

表 2-5　2020 年百强企业的地区分布

地区	省、自治区、直辖市	企业数量（个）
华东地区	山东、浙江、江苏、安徽、上海	44
华北地区	河北、天津、北京、山西	24
东北地区	吉林、辽宁、黑龙江	9
西南地区	四川、贵州、云南、重庆	9
华中地区	湖南、湖北、江西、河南	6
华南地区	广东、海南	5
其他地区	陕西、广西、西藏	3

数据来源：公开资料整理

2020 年百强企业中，山东 13 家，北京、江苏、浙江各 12 家，上海 7 家，广东、河北、天津各 5 家，其余分布在四川、辽宁、吉林等地。

> ➢ 生物制品百强不断增加

生物制品领域百强企业数量持续增加，排名稳步上升。2016 年百强企业中的生物制品企业仅三生制药 1 家。随着多个国产生物制品（包括重磅单抗药物）的陆续上市，我国生物制品企业陆续进入百强榜单，以长春高新、三生制药、华兰生物、信达生物、东诚药业、甘李药业、沃森生物为代表的生物制品企业排名稳步上升（表 2-6）。

表 2-6　2020 年生物制品百强企业近 5 年排名变化情况

百强企业名称	百强企业排名				
	2016 年	2017 年	2018 年	2019 年	2020 年
长春高新技术产业（集团）股份有限公司	/	73	56	45	37
沈阳三生制药有限责任公司	84	67	58	56	51
华兰生物工程股份有限公司	/	/	85	75	55
信达生物制药（苏州）有限公司	/	/	/	/	70
烟台东诚药业集团股份有限公司					78
甘李药业股份有限公司	/	/	/	99	81
玉溪沃森生物技术有限公司	/	/	/	/	97

数据来源：中国医药工业信息中心

入围世界 500 强企业的门槛为 2300 亿元。市值以 2021 年 7 月 15 日收盘价为依据。

2021 年"胡润世界 500 强"榜单

2021 年 8 月，胡润研究院发布"胡润世界 500 强"榜单。榜单显示，金融服务行业上榜企业数量最多，为 94 家；医疗健康行业上榜企业数量居第二位，为 58 家。

医疗健康行业上榜企业中，美国 33 家，中国 6 家，德国 5 家，瑞士、日本分别 3 家。行业前五名分别为：强生（价值 2.87 万亿元）、罗氏（2.21 万亿元）、诺华（1.47 万亿元）、辉瑞（1.46 万亿元）、礼来（1.44 万亿元）。中国企业迈瑞医疗（5500 亿元）、药明生物（4800 亿元）、药明康德（4800 亿元）、恒瑞医药（3800 亿元）、爱尔眼科（3500 亿元）、智飞生物（3000 亿元）分别处于医疗健康行业 58 家上榜企业的第 25、26、27、36、40、50 名。

2.1.3　创新品种密集上市

➤ 创新药获批上市情况

2020 年，国家药品监督管理局已批准上市国产创新药 18 个，境外生产原研药 48 个（表 2-7、表 2-8）。从产品类别来看，获批的国产创新药分为化学药品（13 个，72%）、中药（3 个，17%）和生物制品（2 个，11%）；获批的进口原研药为化学药品（31 个，65%）和生物制品（17 个，35%）。从治疗领域来看，获批数量前两位的国产创新药是抗癌药（6 个，33%）和抗病毒药（5 个，28%）；获批数量前两位的境外生产原研药是抗癌药（10 个，21%）和罕见病药（8 个，17%）。

在肿瘤领域，共有 16 个产品获批，覆盖非小细胞肺癌、小细胞肺癌、乳腺癌、前列腺癌、卵巢癌、输卵管癌、原发性腹膜癌、大细胞淋巴瘤、套细胞淋巴瘤、淋巴细胞白血病/小淋巴细胞淋巴瘤、霍奇金淋巴瘤、神经内分泌瘤。

在罕见病领域，共有 8 个产品获批，比 2019 年获批数量翻了一倍。治疗多发性硬化症的"西尼莫德"（诺华公司）、治疗黏多糖贮积症 I 型的"拉罗尼酶"（健赞公司）、治疗亨特综合征的"艾度硫酸酯酶-β"（绿十字公司）等填补了中国相关疾病治疗领域无药可用的空白。

在自身免疫领域，共有 5 个产品获批，为特应性皮炎、银屑病、变应性鼻炎和类风湿关节炎患者的临床用药带来了新的选择。

抗体偶联物（ADC）

2020 年 1 月，中国第一个 ADC——罗氏公司"恩美曲妥珠单抗"获批上市。

BTK 抑制剂

2020 年 6 月，第一个国产 BTK 抑制剂——百济神州"泽布替尼"获批上市。

PARP 抑制剂

2020 年 12 月，第一个国产 PARP 抑制剂——恒瑞医药"氟唑帕利"获批上市。

已获批上市的国产创新药中，北京、江苏各 5 个，浙江、湖北各 2 个，辽宁、上海、安徽、河北各 1 个。

表 2-7　2020 年国家药品监督管理局已批准上市国产创新药清单

序号	产品名称	上市许可持有人/生产单位	批准日期	所在地
1	盐酸可洛派韦胶囊	北京凯因格领生物技术有限公司	2020/2/11	北京
2	苯环喹溴铵鼻喷雾剂	银谷制药有限责任公司	2020/3/17	北京
3	桑枝总生物碱片	北京五和博澳药业有限公司	2020/3/17	北京
4	甲磺酸阿美替尼片	江苏豪森药业集团有限公司	2020/3/17	江苏
5	筋骨止痛凝胶	江苏康缘药业股份有限公司	2020/4/9	江苏
6	重组结核杆菌融合蛋白(EC)	安徽智飞龙科马生物制药有限公司	2020/4/23	安徽
7	连花清咳片	石家庄以岭药业股份有限公司	2020/5/12	河北
8	泽布替尼胶囊	百济神州(苏州)生物科技有限公司	2020/6/2	江苏

续表

序号	产品名称	上市许可持有人/生产单位	批准日期	所在地
9	注射用苯磺酸瑞马唑仑	宜昌人福药业有限责任公司	2020/7/16	湖北
10	盐酸拉维达韦片	歌礼生物科技(杭州)有限公司	2020/7/29	浙江
11	依达拉奉右莰醇注射用浓溶液	先声药业有限公司	2020/7/29	江苏
12	盐酸恩沙替尼胶囊	贝达药业股份有限公司	2020/11/17	浙江
13	氟唑帕利胶囊	江苏恒瑞医药股份有限公司	2020/12/11	江苏
14	环泊酚注射液	辽宁海思科制药有限公司	2020/12/11	辽宁
15	磷酸依米他韦胶囊	宜昌东阳光长江药业股份有限公司	2020/12/21	湖北
16	奥布替尼片	北京诺诚健华医药科技有限公司	2020/12/25	北京
17	索凡替尼胶囊	和记黄埔医药（上海）有限公司	2020/12/29	上海
18	新型冠状病毒肺炎灭活疫苗（Vero 细胞）	北京生物制品研究所有限责任公司	2020/12/30	北京

数据来源：国家药品监督管理局

已获批上市的境外生产原研药中，美国 10 个，荷兰 7 个，德国 6 个，日本 4 个，比利时、瑞典、瑞士、意大利各 3 个，丹麦、法国、韩国各 2 个，爱尔兰、芬兰和英国各 1 个。

表 2-8　2020 年国家药品监督管理局已批准上市境外生产原研药清单

序号	产品名称	上市许可持有人/生产单位	批准日期	所在国家
1	阿巴西普注射液	BMS	2020/1/8	美国
2	注射用恩美曲妥珠单抗	Roche	2020/1/21	瑞士
3	氯苯唑酸葡胺软胶囊	Pfizer	2020/2/5	比利时
4	枸橼酸西地那非片	Pfizer	2020/2/5	比利时
5	阿替利珠单抗注射液	Roche	2020/2/11	德国
6	盐酸安非他酮缓释片（Ⅱ）	GlaxoSmithKline	2020/3/3	德国
7	注射用维得利珠单抗	Takeda	2020/3/11	丹麦
8	马来酸阿伐曲泊帕片	AkaRx	2020/4/14	美国
9	盐酸帕洛诺司琼软胶囊	Helsinn Birex	2020/4/27	爱尔兰
10	马来酸奈拉替尼片	Puma	2020/4/27	美国

续表

序号	产品名称	上市许可持有人/生产单位	批准日期	所在国家
11	西尼莫德片	Novartis	2020/5/7	瑞士
12	格隆溴铵福莫特罗吸入气雾剂	AstraZeneca	2020/5/12	瑞典
13	氘丁苯那嗪片	Teva	2020/5/12	美国
14	注射用维布妥昔单抗	Takeda	2020/5/12	丹麦
15	萘哌地尔片	Asahi	2020/5/20	日本
16	注射用拉罗尼酶浓溶液	Genzyme	2020/6/2	荷兰
17	普卢利沙星片	AZ.Chim.Riun.Angelini	2020/6/12	意大利
18	达依泊汀α注射液	Kyowa	2020/6/17	日本
19	度普利尤单抗注射液	Sanofi-aventis	2020/6/17	法国
20	布罗利尤单抗注射液	Kyowa	2020/6/17	日本
21	地舒单抗注射液	Amgen	2020/6/17	荷兰
22	拉考沙胺口服溶液	UCB	2020/7/21	比利时
23	克立硼罗软膏	Anacor	2020/7/29	美国
24	艾托格列净片	Merck	2020/7/29	荷兰
25	利伐沙班片	Bayer	2020/7/29	德国
26	左西孟旦注射液	Orion	2020/8/12	芬兰
27	塞奈吉明滴眼液	Dompe	2020/8/12	意大利
28	普拉曲沙注射液	Mundipharma	2020/8/26	瑞士
29	氯化镭[223Ra]注射液	Bayer	2020/8/26	德国
30	他克莫司颗粒	Astellas	2020/8/26	荷兰
31	阿加糖酶α注射用浓溶液	Shire	2020/8/26	瑞典
32	替格瑞洛分散片	AstraZeneca	2020/9/2	瑞典
33	艾度硫酸酯酶β注射液	Green Cross	2020/9/2	韩国
34	甘精胰岛素注射液	Sanofi-Aventis	2020/9/2	德国

续表

序号	产品名称	上市许可持有人/生产单位	批准日期	所在国家
35	氯苯唑酸软胶囊	Pfizer	2020/9/30	美国
36	注射用A型肉毒毒素	Hugel	2020/10/21	韩国
37	注射用头孢比罗酯钠	Basilea	2020/10/27	德国
38	多拉韦林片	Merck	2020/11/24	荷兰
39	盐酸曲唑酮缓释片	AZ.Chim.Riun.Angelini	2020/12/2	意大利
40	维奈克拉片	AbbVie	2020/12/2	美国
41	拉那利尤单抗注射液	Dyax	2020/12/2	美国
42	注射用贝林妥欧单抗	Amgen	2020/12/2	美国
43	艾地骨化醇软胶囊	Chugai	2020/12/11	日本
44	拉替拉韦钾咀嚼片	Merck	2020/12/15	英国
45	盐酸奥洛他定滴眼液	Novartis	2020/12/25	美国
46	咪康唑口腔贴片	Vectans	2020/12/29	法国
47	多拉米替片	Merck	2020/12/29	荷兰
48	阿贝西利片	Eli Lilly	2020/12/29	荷兰

数据来源：国家药品监督管理局

> 创新医疗器械获批上市情况

2020 年，国家药品监督管理局已批准上市第三类医疗器械 1265 个，其中国产 1020 个，进口 245 个。从产品类型来看，获批数量前三位的国产产品类别是体外诊断试剂、无源植入器械、注输护理和防护器械；获批数量前三位的进口产品类别是口腔科器械、医用成像器械、无源植入器械。

2020 年，国家药品监督管理局已批准上市创新医疗器械 26 个（表 2-9），其中国产 23 个，进口 3 个。从产品类型来看，获批的国产创新医疗器械分为：无源植入器械（6 个，26%）、医用软件（6 个，26%）、体外诊断试剂（4 个，17%）、神经和心血管手术器械（3 个，13%）、有源手术器械（2 个，9%）、

《创新医疗器械特别审查程序》对具有我国发明专利、技术上具有国内首创、国际领先水平、并且具有显著临床应用价值的医疗器械设置了特别审批通道。

医用成像器械（1 个，4%）、呼吸麻醉和急救器械（1 个，4%）。从治疗领域来看，获批数量前两位的国产创新医疗器械是心血管科产品（10 个，43%）和肿瘤科产品（3 个，13%）；获批的进口创新医疗器械是心血管科产品（2 个，67%）和肿瘤科产品（1 个，33%）。

已获批上市的创新医疗器械中，广东 5 个，北京、上海各 4 个，江苏、浙江各 3 个。

表 2-9　2020 年国家药品监督管理局已批准上市创新医疗器械清单

序号	产品名称	生产企业	批准日期	所在地/国家
1	穿刺手术导航设备	医达极星医疗科技（江苏）有限公司	2020/1/14	江苏
2	冠脉血流储备分数计算软件	北京昆仑医云科技有限公司	2020/1/14	北京
3	人EGFR/KRAS/BRAF/HER2/ALK/ROS1 基因突变检测试剂盒（半导体测序法）	厦门飞朔生物技术有限公司	2020/1/22	福建
4	氢氧气雾化机	上海潓美医疗科技有限公司	2020/2/2	上海
5	胚胎植入前染色体非整倍体检测试剂盒（半导体测序法）	苏州贝康医疗器械有限公司	2020/2/21	江苏
6	生物可吸收冠脉雷帕霉素洗脱支架系统	山东华安生物科技有限公司	2020/3/4	山东
7	药物球囊扩张导管	上海微创心脉医疗科技股份有限公司	2020/4/26	上海
8	心血管光学相干断层成像设备及附件	深圳市中科微光医疗器械技术有限公司	2020/4/28	广东
9	RNF180/Septin9 基因甲基化检测试剂盒（PCR 荧光探针法）	博尔诚（北京）科技有限公司	2020/4/28	北京
10	等离子手术设备	湖南菁益医疗科技有限公司	2020/5/8	湖南
11	肿瘤电场治疗仪	NovoCure	2020/5/11	以色列
12	经导管主动脉瓣膜系统	Edwards Lifesciences	2020/6/5	美国
13	经导管二尖瓣夹及可操控导引导管	Abbott Vascular	2020/6/15	美国
14	糖尿病视网膜病变分析软件	上海鹰瞳医疗科技有限公司	2020/8/7	上海
15	糖尿病视网膜病变眼底图像辅助诊断软件	深圳硅基智能科技有限公司	2020/8/7	广东
16	髋关节镀膜球头	中奥汇成科技股份有限公司	2020/8/20	北京
17	取栓支架	珠海通桥医疗科技有限公司	2020/9/7	广东
18	血流储备分数测量设备	深圳北芯生命科技有限公司	2020/9/29	广东

续表

序号	产品名称	生产企业	批准日期	所在地/国家
19	压力微导管	深圳北芯生命科技有限公司	2020/9/29	广东
20	记忆合金钉脚固定器	兰州西脉记忆合金股份有限公司	2020/10/26	甘肃
21	冠脉 CT 造影图像血管狭窄辅助分诊软件	语坤（北京）网络科技有限公司	2020/11/3	北京
22	KRAS 基因突变及BMP3/NDRG4 基因甲基化和便隐血联合检测试剂盒（PCR荧光探针法-胶体金法)	杭州诺辉健康科技有限公司	2020/11/9	浙江
23	药物洗脱 PTA 球囊扩张导管	浙江归创医疗器械有限公司	2020/11/9	浙江
24	周围神经修复移植物	江苏益通生物科技有限公司	2020/11/17	江苏
25	肺结节 CT 影像辅助检测软件	杭州深睿博联科技有限公司	2020/11/30	浙江
26	椎动脉雷帕霉素靶向洗脱支架系统	微创神通医疗科技（上海）有限公司	2020/12/17	上海

数据来源：国家药品监督管理局

➤ 新冠病毒相关产品获批上市情况

2020~2021 年国家药品监督管理局经审核上市 56 个新冠病毒检测试剂（表 2-10），其中核酸检测试剂 26 个，抗体检测试剂 27 个，抗原检测试剂 3 个。

2020 年 2 月 22 日，经国家药品监督管理局应急审批通过的广州万孚生物技术股份有限公司新型冠状病毒（2019-nCoV）抗体检测试剂盒（胶体金法）是国内首个获批上市的新冠病毒抗体检测试剂，能够对新冠肺炎患者疾病发展过程的不同阶段进行覆盖，与核酸检测互补协同，一定程度完善了对于新冠病毒肺炎疑似患者的辅助诊断。

2020 年 11 月 3 日，经国家药品监督管理局应急审批通过的广州万孚生物技术股份有限公司新型冠状病毒（2019-nCoV）抗原检测试剂盒（胶体金法）和北京金沃夫生物工程科技有限公司新型冠状病毒（2019-nCoV）抗原检测试剂盒（乳胶法）两款产品，是我国首次批准新冠病毒抗原检测试剂，产品检测时间在 20 分钟之内。该试剂在急性感染期病毒载量较高时能够快速检出阳性病例，可以用于对疑似人群进行早期分流和快速处理。

表 2-10　2020~2021 年国家药品监督管理局已批准上市的新冠病毒检测试剂清单

序号	产品名称	注册人（承担主体）	批准日期	所在地	产品类别
1	新型冠状病毒 2019-nCoV 核酸检测试剂盒（荧光 PCR 法）	上海之江生物科技股份有限公司	2020/1/26	上海	核酸
2	新型冠状病毒 2019-nCoV 核酸检测试剂盒（荧光 PCR 法）	上海捷诺生物科技有限公司	2020/1/26	上海	核酸
3	新型冠状病毒 2019-nCoV 核酸检测试剂盒（联合探针锚定聚合测序法）	华大生物科技（武汉）有限公司	2020/1/26	湖北	核酸
4	新型冠状病毒 2019-nCoV 核酸检测试剂盒（荧光 PCR 法）	华大生物科技（武汉）有限公司	2020/1/26	湖北	核酸
5	新型冠状病毒 2019-nCoV 核酸检测试剂盒（荧光 PCR 法）	中山大学达安基因股份有限公司	2020/1/28	广东	核酸
6	新型冠状病毒 2019-nCoV 核酸检测试剂盒（荧光 PCR 法）	圣湘生物科技股份有限公司	2020/1/28	湖南	核酸
7	新型冠状病毒 2019-nCoV 核酸检测试剂盒（荧光 PCR 法）	上海伯杰医疗科技有限公司	2020/1/31	上海	核酸
8	新型冠状病毒（2019-nCoV）抗体检测试剂盒（胶体金法）	广州万孚生物技术股份有限公司	2020/2/22	广东	抗体
9	新型冠状病毒（2019-nCoV）IgM/IgG 抗体检测试剂盒（胶体金法）	英诺特（唐山）生物技术有限公司	2020/2/22	河北	抗体
10	六项呼吸道病毒核酸检测试剂盒(恒温扩增芯片法)	成都博奥晶芯生物科技有限公司	2020/2/22	四川	核酸
11	新型冠状病毒 2019-nCoV 核酸检测试剂盒（荧光 PCR 法）	北京卓诚惠生生物科技股份有限公司	2020/2/27	北京	核酸
12	新型冠状病毒（2019-nCoV）IgM 抗体检测试剂盒（磁微粒化学发光法）	博奥赛斯（重庆）生物科技有限公司	2020/2/29	重庆	抗体
13	新型冠状病毒（2019-nCoV）IgG 抗体检测试剂盒（磁微粒化学发光法）	博奥赛斯（重庆）生物科技有限公司	2020/2/29	重庆	抗体
14	新型冠状病毒 2019-nCoV 核酸检测试剂盒（荧光 PCR 法）	迈克生物股份有限公司	2020/3/1	四川	核酸
15	新型冠状病毒（2019-nCoV）抗体检测试剂盒（磁微粒化学发光法）	厦门万泰凯瑞生物技术有限公司	2020/3/6	福建	抗体
16	新型冠状病毒（2019-nCoV）IgM 抗体检测试剂盒（胶体金法）	广东和信健康科技有限公司	2020/3/11	广东	抗体
17	新型冠状病毒 2019-nCoV 核酸检测试剂盒（荧光 PCR 法）	武汉明德生物科技股份有限公司	2020/3/12	湖北	核酸
18	新型冠状病毒（2019-nCoV）IgM/IgG 抗体检测试剂盒（胶体金法）	南京诺唯赞医疗科技有限公司	2020/3/14	江苏	抗体
19	新型冠状病毒（2019-nCoV）IgM/IgG 抗体检测试剂盒（胶体金法）	珠海丽珠试剂股份有限公司	2020/3/14	广东	抗体

续表

序号	产品名称	注册人（承担主体）	批准日期	所在地	产品类别
20	新型冠状病毒 2019-nCoV 核酸检测试剂盒（恒温扩增-实时荧光法）	杭州优思达生物技术有限公司	2020/3/16	浙江	核酸
21	新型冠状病毒 2019-nCoV 核酸检测试剂盒（杂交捕获免疫荧光法）	安邦（厦门）生物科技有限公司	2020/3/24	福建	核酸
22	新型冠状病毒（2019-nCoV）核酸检测试剂盒（荧光 PCR 法）	上海复星长征医学科学有限公司	2020/3/24	上海	核酸
23	新型冠状病毒 2019-nCoV 核酸检测试剂盒（RNA 捕获探针法）	上海仁度生物科技有限公司	2020/3/26	上海	核酸
24	新型冠状病毒 2019-nCoV 核酸检测试剂盒（RNA 恒温扩增-金探针层析法）	武汉中帜生物科技股份有限公司	2020/3/31	湖北	核酸
25	新型冠状病毒 2019-nCoV 核酸检测试剂盒（双扩增法）	武汉中帜生物科技股份有限公司	2020/3/31	湖北	核酸
26	新型冠状病毒 2019-nCoV 核酸检测试剂盒（荧光 PCR 法）	北京金豪制药股份有限公司	2020/4/3	北京	核酸
27	新型冠状病毒（2019-nCoV）IgG 抗体检测试剂盒（磁微粒化学发光法）	丹娜（天津）生物科技有限公司	2020/4/10	天津	抗体
28	新型冠状病毒（2019-nCoV）IgM 抗体检测试剂盒（磁微粒化学发光法）	丹娜（天津）生物科技有限公司	2020/4/10	天津	抗体
29	新型冠状病毒（2019-nCoV）抗体检测试剂盒（胶体金法）	上海芯超生物科技有限公司	2020/4/10	上海	抗体
30	新型冠状病毒 2019-nCoV 核酸检测试剂盒（荧光 PCR 法）	江苏硕世生物科技股份有限公司	2020/4/16	江苏	核酸
31	新型冠状病毒（2019-nCoV）IgM 抗体检测试剂盒（胶体金法）	北京新兴四寰生物技术有限公司	2020/5/8	北京	抗体
32	新型冠状病毒（2019-nCoV）IgM 抗体检测试剂盒（磁微粒化学发光法）	郑州安图生物工程股份有限公司	2020/5/15	河北	抗体
33	新型冠状病毒（2019-nCoV）IgG 抗体检测试剂盒（磁微粒化学发光法）	郑州安图生物工程股份有限公司	2020/5/15	河北	抗体
34	新型冠状病毒（2019-nCoV）IgG 抗体检测试剂盒（直接化学发光法）	迈克生物股份有限公司	2020/5/18	四川	抗体
35	新型冠状病毒（2019-nCoV）IgM 抗体检测试剂盒（直接化学发光法）	迈克生物股份有限公司	2020/5/18	四川	抗体
36	新型冠状病毒（2019-nCoV）IgG 抗体检测试剂盒（化学发光法）	博奥赛斯（天津）生物科技有限公司	2020/5/19	天津	抗体
37	新型冠状病毒（2019-nCoV）IgM 抗体检测试剂盒（化学发光法）	博奥赛斯（天津）生物科技有限公司	2020/5/19	天津	抗体
38	新型冠状病毒 2019-nCoV 核酸检测试剂盒（荧光 PCR 法）	浙江东方基因生物制品股份有限公司	2020/5/21	浙江	核酸

续表

序号	产品名称	注册人（承担主体）	批准日期	所在地	产品类别
39	新型冠状病毒（2019-nCoV）抗体检测试剂盒（上转发光免疫层析法）	北京热景生物技术股份有限公司	2020/5/25	北京	抗体
40	新型冠状病毒 2019-nCoV 核酸检测试剂盒（荧光 PCR 法）	深圳联合医学科技有限公司	2020/6/5	广东	核酸
41	新型冠状病毒 2019-nCoV IgM/IgG 抗体检测试剂盒（量子点荧光免疫层析法）	北京金豪制药股份有限公司	2020/6/9	北京	抗体
42	新型冠状病毒 2019-nCoV 核酸检测试剂盒（荧光 PCR 法）	北京纳捷诊断试剂有限公司	2020/6/9	北京	核酸
43	新型冠状病毒（2019-nCoV）IgM/IgG 抗体检测试剂盒（酶联免疫法）	北京华大吉比爱生物技术有限公司	2020/6/17	北京	抗体
44	新型冠状病毒 2019-nCoV 核酸检测试剂盒（荧光 PCR 法）	卡尤迪生物科技宜兴有限公司	2020/7/13	江苏	核酸
45	新型冠状病毒 2019-nCoV 核酸检测试剂盒（荧光 PCR 法）	中山大学达安基因股份有限公司	2020/9/21	广东	核酸
46	新型冠状病毒（2019-nCoV）IgM 抗体检测试剂盒（磁微粒化学发光法）	深圳市亚辉龙生物科技股份有限公司	2020/9/27	广东	抗体
47	新型冠状病毒（2019-nCoV）IgG 抗体检测试剂盒（磁微粒化学发光法）	深圳市亚辉龙生物科技股份有限公司	2020/9/27	广东	抗体
48	新型冠状病毒（2019-nCoV）IgM/IgG 抗体检测试剂盒(稀土纳米荧光免疫层析法)	厦门奥德生物科技有限公司	2020/9/29	福建	抗体
49	新型冠状病毒（2019-nCoV）IgG 抗体检测试剂盒（胶体金法）	北京新兴四寰生物技术有限公司	2020/10/12	北京	抗体
50	新型冠状病毒（2019-nCoV）抗原检测试剂盒（胶体金法）	广州万孚生物技术股份有限公司	2020/11/3	广东	抗原
51	新型冠状病毒（2019-nCoV）抗原检测试剂盒（乳胶法）	北京金沃夫生物工程科技有限公司	2020/11/3	北京	抗原
52	新型冠状病毒 2019-nCoV 核酸检测试剂盒（CRISPR 免疫层析法）	杭州众测生物科技有限公司	2020/11/24	浙江	核酸
53	新型冠状病毒（2019-nCoV） IgM/IgG 抗体检测试剂盒（胶体金法）	浙江东方基因生物制品股份有限公司	2020/12/1	浙江	抗体
54	新型冠状病毒（2019-nCoV）抗原检测试剂盒（荧光免疫层析法）	深圳华大因源医药科技有限公司	2020/12/4	广东	抗原
55	新型冠状病毒（2019-nCoV）IgM 抗体检测试剂盒（酶联免疫法）	珠海丽珠试剂股份有限公司	2021/2/9	广东	抗体
56	新型冠状病毒 2019-nCoV 核酸检测试剂盒（全集成碟式芯片法）	成都博奥晶芯生物科技有限公司	2021/2/9	四川	核酸

数据来源：国家药品监督管理局

2.1.4 在研品种蓄势待发

➤ 创新药获批临床情况

2020 年，国家药品监督管理局药品审评中心（CDE）批准通过新药临床试验（IND）1435 个，较 2019 年增长 55%。CDE 审评通过批准的中药 IND 申请 28 个，涉及 11 个适应证领域（图 2-1）。其中涉及呼吸 7 个、骨科 4 个、消化 4 个，共占 53.6%。

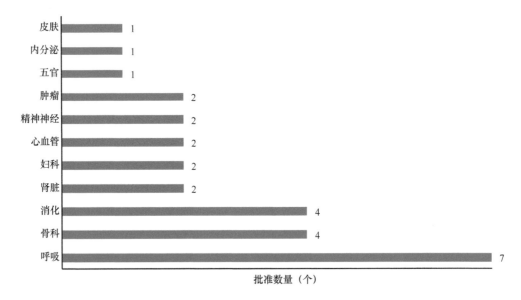

图 2-1　2020 年审评通过批准的中药 IND 申请适应证分布

数据来源：国家药品监督管理局

CDE 审评通过批准的 1 类创新化学药 IND 申请 694 个（图 2-2）。其中，抗肿瘤药物最多，占全部创新药临床试验批准数量的 51.2%；抗感染、循环系统疾病、内分泌系统、消化系统疾病和风湿性疾病及免疫药物较多，占 29.6%。

CDE 审评通过批准的生物制品 IND 申请 500 个（图 2-3）。其中，抗肿瘤药物最多，占全部生物制品临床试验批准数量的 58.8%。

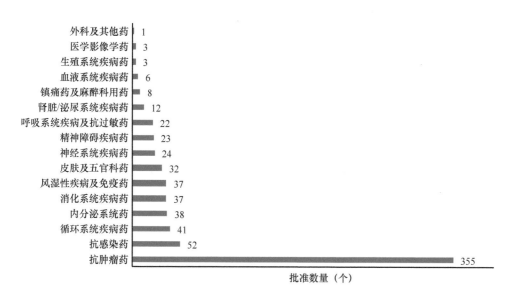

图 2-2 2020 年审评通过批准的 1 类创新化学药 IND 申请适应证分布

数据来源：国家药品监督管理局

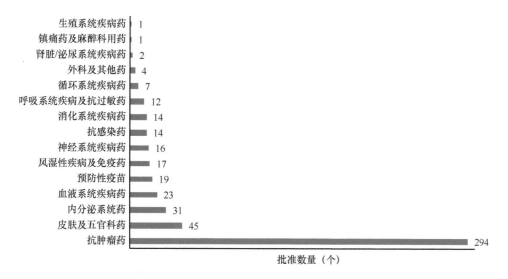

图 2-3 2020 年审评通过批准的生物制品 IND 申请适应证分布

数据来源：国家药品监督管理局

➤ 创新医疗器械审查通过情况

2020 年，国家药品监督管理局医疗器械技术审评中心审查通过（不含已获批上市的产品）创新医疗器械 51 个（表 2-11），不仅有 AI 辅助系统、国产介入耗材、骨科手术定位系统等，而且包括了放疗系统、中子治疗系统等高价值国产医疗设备。

进入国家药品监督管理局创新医疗器械特别审查程序的医疗器械中，北京 13 个，江苏 9 个，广东 6 个，上海 5 个，浙江 3 个。

表 2-11　2020 年进入国家药品监督管理局创新医疗器械特别审查程序的医疗器械清单

序号	产品名称	申请单位	公示日期	所在地/国家
1	系统性红斑狼疮（SLE）基因甲基化检测试剂盒（MS-HRM 分析法）	深圳市赛尔生物技术有限公司	2020/1/22	广东
2	非小细胞肺癌组织 TMB 检测试剂盒（可逆末端终止测序法）	南京世和医疗器械有限公司	2020/1/22	江苏
3	冠状动脉供血功能评估软件	深圳睿心智能医疗科技有限公司	2020/3/20	广东
4	磁共振成像系统	武汉中科极化医疗科技有限公司	2020/3/20	湖北
5	金属 3D 打印胸腰椎融合体	北京爱康宜城医疗器材有限公司	2020/4/2	北京
6	多分支人工血管覆膜支架系统	北京华脉泰科医疗器械有限公司	2020/4/16	北京
7	金属 3D 打印骶骨融合体	北京爱康宜城医疗器材有限公司	2020/4/16	北京
8	持续葡萄糖监测系统	微泰医疗器械（杭州）有限公司	2020/4/23	浙江
9	骨科手术导航定位系统	苏州微创畅行机器人有限公司	2020/5/7	江苏
10	颅内动脉瘤血流导向装置	艾柯医疗器械（北京）有限公司	2020/5/7	北京
11	支架型取栓装置	Rapid Medical	2020/5/12	以色列
12	肾交感神经超声消融系统	ReCor Medical Incorporated	2020/5/21	美国
13	交联聚烯烃非球面人工晶状体	西安浦勒生物科技有限公司	2020/5/21	陕西
14	医用电子直线加速器	苏州雷泰医疗科技有限公司	2020/5/26	江苏
15	清创水刀	惠州海卓科赛医疗有限公司	2020/5/26	广东
16	腔静脉滤器	科赛尔医疗科技（苏州）有限公司	2020/5/26	江苏
17	抗栓塞远端脑保护装置	Keystone Heart 心基石医疗有限责任公司	2020/6/3	以色列
18	陡脉冲治疗仪	天津市鹰泰利安康医疗科技有限责任公司	2020/6/16	天津
19	眼底照片眼底疾病辅助诊断软件	北京致远慧图科技有限公司	2020/6/29	北京
20	持续葡萄糖监测系统	深圳硅基传感科技有限公司	2020/7/22	广东

续表

序号	产品名称	申请单位	公示日期	所在地/国家
21	医用中子治疗系统	北京凯佰特科技股份有限公司	2020/8/19	北京
22	铁基可吸收支架系统	元心科技（深圳）有限公司	2020/8/19	广东
23	非球面衍射型多焦人工晶状体	爱博诺德（北京）医疗科技股份有限公司	2020/8/19	北京
24	经导管主动脉瓣系统	沛嘉医疗科技（苏州）有限公司	2020/8/24	江苏
25	胃转流支架系统	杭州糖吉医疗科技有限公司	2020/8/24	浙江
26	静脉桥外支架	Vascular Graft Solutions	2020/9/7	以色列
27	机械解脱弹簧圈	上海沃比医疗科技有限公司	2020/9/7	上海
28	肠息肉结肠镜辅助检测软件	成都微识医疗设备有限公司	2020/9/16	四川
29	颅内药物洗脱支架系统	赛诺医疗科学技术股份有限公司	2020/9/16	天津
30	二尖瓣夹合器系统	上海捍宇医疗科技有限公司	2020/9/16	上海
31	耳鼻喉双源锥形束计算机机体层摄影设备	北京朗视仪器有限公司	2020/9/16	北京
32	可吸收药物洗脱外周支架系统	元心科技（深圳）有限公司	2020/9/30	广东
33	口腔种植手术导航定位系统	雅客智慧（北京）科技有限公司	2020/9/30	北京
34	III型胶原蛋白植入剂	山西锦波生物医药股份有限公司	2020/9/30	山西
35	支气管射频消融系统	苏州信迈医疗器械有限公司	2020/11/2	江苏
36	经导管二尖瓣置换系统	上海纽脉医疗科技有限公司	2020/11/2	上海
37	肿瘤电场治疗仪	湖南安泰康成生物科技有限公司	2020/11/2	湖南
38	骨科手术导航定位系统	北京天智航医疗科技股份有限公司	2020/11/2	北京
39	多模态肿瘤射频治疗系统	上海美杰医疗科技有限公司	2020/11/2	上海
40	自膨式可载粒子胆道支架	南京融晟医疗科技有限公司	2020/11/2	江苏
41	脉冲场消融系统	Medtronic	2020/11/2	美国
42	三分支型主动脉覆膜支架及输送系统	北京天助瑞畅医疗技术有限公司	2020/11/2	北京
43	内窥镜手术系统	北京术锐技术有限公司	2020/11/19	北京
44	神经外科导航定位系统	华科精准（北京）医疗科技有限公司	2020/11/19	北京

续表

序号	产品名称	申请单位	公示日期	所在地/国家
45	超声血流分数测量软件	博动医学影像科技（上海）有限公司	2020/11/19	上海
46	医用直线加速器	西安大医集团股份有限公司	2020/11/19	陕西
47	人工晶状体	Alcon Laboratories	2020/11/19	美国
48	人造血管	江苏百优达生命科技有限公司	2020/12/1	江苏
49	陡脉冲消融系统	杭州睿笛生物科技有限公司	2020/12/1	浙江
50	紫杉醇超声辅助球囊导管	山东瑞安泰医疗技术有限公司	2020/12/22	山东
51	穿戴式自动体外除颤器	苏州维伟思医疗科技有限公司	2020/12/22	江苏

数据来源：国家药品监督管理局

2.1.5 政策环境不断完善

➤ 宏观政策规划

生物医药产业是关乎国计民生的高新技术产业和国家战略性新兴产业，为持续控制和最终战胜新冠肺炎疫情提供了强大支撑和根本保障，在实施创新驱动发展和建设世界科技强国中的战略地位日益显现。"十三五"期间，国家出台多项政策不断改革完善法规标准制度体系，随着全面修订药品管理法，出台世界首部疫苗管理法，发布《国务院关于改革药品医疗器械审评审批制度的意见》、《关于深化审评审批制度改革鼓励药品医疗器械创新的意见》等政策，我国药品安全监管体制机制逐步完善，药品质量和品种数量稳步提升，创新能力和服务水平持续增强。其中，审评审批制度改革持续深化，建立完善药品加快上市注册程序，不断健全适应证团队审评、项目管理人制度、技术争议解决、审评信息公开等制度；"十三五"期间审评通过 674 件新药上市申请，其中含 51 个创新药，并审评通过 39 个临床急需药品上市申请；扎实推进仿制药质量和疗效一致性评价工作，公布参比制剂目录 3963 个品规，通过一致性评价申请 964 件 278 个品种；实施创新医疗器械特别审查程序，批准 109 个创新医疗器械、35 个临床急需医疗器械上市。同时，我国生物医药技术创新能力不断提升，产业规模不断扩大，涌现出百济神州、复星医药等一大批发展潜力大的优质企业，成为引领经济高质量发展的重要引擎。

当前，我国已进入创新驱动高质量发展的新发展阶段。生物医药产业已成为抢占世界经济技术制高点的支柱产业和重塑全球经济版图的变革性力量。党中央、国务院对药品安全提出了新的更高要求，围绕加快临床急需药品上市、改革完善疫苗管理体制、中医药传承创新发展等作出一系列重大部署，支持药品、医疗器械、疫苗等领域的创新发展，推动关键核心技术攻关，促推解决产业创新发展的"卡脖子"问题，提升产业整体水平。"十四五"时期，我国也将致力于加快关键核心技术创新应用，推动生物技术和信息技术融合创新，加快发展生物医药产业。在类脑智能、基因技术等前沿科技和产业变革领域组织实施未来产业孵化与加速计划，谋划布局一批未来产业。

➢　产业监管政策

近三年，国务院、国家发展和改革委员会、国家药品监督管理局、国家市场监督管理总局等多部门印发了规范生物医药行业的发展政策，内容涉及生物医药研发生产规范等。

审评审批方面

2020 年，药品审评审批领域出台一系列法律法规。例如，国家市场监督管理总局发布新版《药品注册管理办法》《药品生产监督管理办法》《药物临床试验质量管理规范》《化学药品注册分类及申报资料要求》《生物制品注册分类及申报资料要求》《中药注册分类及申报资料要求》，国家药监局发布《突破性治疗药物审评工作程序（试行）》《药品附条件批准上市申请审评审批工作程序（试行）》《药品上市许可优先审评审批工作程序（试行）》等三个文件。

《药品注册管理办法》中要求做好药品注册受理、审评、核查和检验等各环节的衔接，将原来的审评、核查和检验由"串联"改成"并联"，设立突破性治疗药物、附条件批准、优先审评审批、特别审批 4 个加快通道。《药物临床试验质量管理规范》对药物临床试验全过程的标准进行规定，包括方案设计、组织实施、监察、稽查、记录、分析总结和报告等。《突破性治疗药物审评工作程序（试行）》等三个文件明确了突破性治疗药物的认定范围、附条件批准上市的适用条件、优先审评的适用范围，从制度上进一步完善了审评审批的加速路径。

美国、欧盟、中国药品监管政策的比较分析

随着法规制度的不断完善，我国新药上市速度明显加快，药品审评程序和审评时限发生了较大变化。如何鼓励药物研发创新，加快创新药在国内上市，提高创新药可及性，不仅需要总结国内的监管经验，同时还需借鉴国外科学的监管经验，以进一步提升我国药品监管体系和监管能力现代化。对比美国、欧盟、中国药品审评审批加速政策，为我国药品监管改革的持续深入及药品审批进入快车道提供借鉴。

一、美国药品审评审批加速政策

美国食品药品监督管理局（FDA）为加速创新药上市，从临床前到批准上市全过程均设计了与各环节相匹配的加速通道，包括突破性疗法认定(breakthrough therapy)、加速审批(accelerated approval)、快速通道认定(fast track)和优先审评(priority review)。总体来看，FDA 的 4 种新药加速审评程序并非相互孤立，各种程序之间既存在差异又相互关联。若一个新药在开发及申请上市阶段能够同时获得多种加速审评程序的认定，则可显著加速药物研发及上市进程。

二、欧盟药品审评审批加速政策

欧洲药品管理局（EMA）为提高药物可及性，建立了多种药物加速审评程序，主要包括优先药物审批（PRIME: priority medicines）、附条件上市许可（conditional marketing authorisation）、加速审评（accelerated assessment）和适应性审评（adaptive pathways），为一些公众急需或具有特殊医疗优势的药品上市提供了"绿色通道"。总体来看，EMA 从药物研发的早期阶段就为制药企业提供了诸多政策支持，并创新监管手段，加大针对医疗需求尚未满足的患者的药物研发支持，进一步促进了患者更早地获得医疗需求大或具有治疗优势的创新药。

三、中国药品审评审批加速政策

对标美国和欧盟，中国国家药品监督管理局（NMPA）基于我国国情建立了 4 条特殊审评通道，包括突破性治疗药物、附条件批准、优先审评审批和特别审批程序，在不同阶段提高创新药审评审批效能，加速创新药研发。总体来看，以往的药品上市申请存在诸多限速环节，药品注册申请积压严重，致使国内企业创新研发动力不足。药品审评审批加速政策的出台，打破了以往的限速瓶颈，加速了药物研发上市的进程，有助于切实提升我国医药企业创新水平。

随着我国药品监管体系及药品审评审批制度的不断完善，中国的药品审批标准将更接近国际标准，各类加速审批程序将有力助推中国医药创新能力的提高，加速推动中国从制药大国向制药强国迈进。

临床真实世界数据应用试点方面

2018 年 4 月、12 月，国务院赋予海南省全国唯一的临床急需进口医疗器械和药品（不含疫苗）审批权，允许在博鳌乐城国际医疗旅游先行区（简称博鳌乐城先行区）使用国内尚未注册、国外已经上市的创新药械产品。2019 年 9 月，国家发展和改革委员会等部门联合发文支持博鳌乐城先行区发展，明确提出"开展真实世界临床数据应用研究"。国家药品监督管理局与海南省政府共同成立领导小组，联合印发了《海南博鳌乐城国际医疗旅游先行区临床真实世界数据应用试点工作实施方案》《试点工作领导小组方案》《试点工作专家工作组方案》。

使用临床真实世界数据用于产品注册上市，有效缩短了全球创新药械进入中国市场的时间，降低了进入中国市场的成本，使国际企业有更高的积极性让创新药械产品惠及中国患者。2020 年 3 月 26 日，国家药品监督管理局批准了美国艾尔建（Allergan）公司青光眼引流管产品的注册，这是国内首个利用境内临床真实世界数据的进口医疗器械产品获批注册上市。2021 年 1 月 26 日，批准了美国强生（*Johnson & Johnson*）公司全视 Catalys 飞秒激光眼科治疗系统的注册，这是继青光眼引流管之后全国第二例使用临床真实世界数据注册的医疗器械产品。2021 年 3 月 23 日，通过优先审评审批程序附条件批准了美国蓝图（Blueprint）公司申报的 1 类创新药普拉替尼胶囊上市，成为我国首个使用境内真实世界数据辅助临床评价获批的进口药品。

医保改革方面

2020 年 3 月 5 日，中共中央、国务院印发《关于深化医疗保障制度改革的意见》，意见明确了深化医保改革的目标、原则与方向，并提供了付诸行动的路线图。此后，系列医保改革方案相继推出，例如，《国务院办公厅关于推进医疗保障基金监管制度体系改革的指导意见》；国家医疗保障局发布《关于建立医药价格和招采信用评价制度的指导意见》《2020 年国家医保药品目录调整工作方案》《国家医疗保障按病种分值付费（DIP）技术规范》和 DIP 病种目录库（1.0 版）等。

药品集中采购方面

2020 年药品集中采购工作继续推进，第二轮集采药品陆续开始应用，第三轮集采顺利落地，采购范围不断扩大。2020 年 1 月，国家医疗保障局等部门制定了《关于开展第二批国家组织药品集中采购和使用工作的通知》；7 月

29 日，国家组织药品集中采购和使用联合采购办公室发布《全国药品集中采购文件（GY-YD2020-1）》，意味着第三批全国集采正式开始；11 月 12 日，国家医疗保障局发布了《国家医疗保障局关于政协十三届全国委员会第三次会议第3778 号（财税金融类 276 号）提案答复的函》，明确全面实行医用耗材带量采购。

我国药品集中带量采购工作稳步推进。从 2019 年"4+7"试点的 25 个中选药品，到第二批国家组织集采的 32 个中选药品，到第三批国家组织集采的 55 个中选药品。前三批国家组织药品集采共涉及 112 个品种，中选产品的价格平均降幅为 54%，截至 2020 年，实际采购量已经达到协议采购量的 2.4 倍。此外，第四批国家组织集采中选结果公布，共包括 45 个品种，价格平均降幅 52%，涉及高血压、糖尿病、消化道疾病、精神类疾病、恶性肿瘤等多种治疗领域。

互联网医疗方面

国家卫生健康委员会先后印发《互联网诊疗管理办法（试行）》《互联网医院管理办法（试行）》《远程医疗服务管理规范（试行）》等一系列配套文件，从服务内涵、执业准入、业务模式、监督管理等方面规范互联网诊疗、互联网医院、远程医疗健康发展。2020 年新冠肺炎疫情期间，国家有关部门印发了《关于在疫情防控中做好互联网诊疗咨询服务工作的通知》等一系列文件，例如，国家医疗保障局、国家卫生健康委员会发布《关于推进新冠肺炎疫情防控期间开展"互联网+"医保服务的指导意见》；工业和信息化部、国家卫生健康委员会联合发布《关于进一步加强远程医疗网络能力建设的通知》；国家医疗保障局印发《关于积极推进"互联网+"医疗服务医保支付工作的指导意见》等。

随着 2021 年《关于北京市互联网医院许可管理有关工作的通知》的出台，标志着全国 31 个省、市、自治区已全部完成省级互联网医疗监管平台的搭建，互联网医院的建设及申办进入全国全面布局阶段。目前，互联网诊疗服务在保证患者医疗服务需求、缓解医院线上线下医疗服务压力、减少人员聚集、降低交叉感染等方面发挥了积极作用，互联网诊疗量明显增长。

2.1.6 资本助推医药行业

➤ 整体融资金额大幅提升

2020 年国内医药健康领域共有融资事件 1660 起，公开披露 720 起（不含

IPO/并购/增发），融资总额超过 1800 亿元。融资事件主要集中在上海、北京和江苏，分别为 202、199 和 159 起。北京和上海的融资总额分别高达 465 亿元和 444 亿元。

2020 年 7 月 13 日，百济神州完成了 20.8 亿美元的股权融资（表 2-12）。通过此次融资，百济神州将持续推进内部研发和外部合作，组成丰富的产品管线；充分利用已建立的临床开发平台和优势，将候选药物推进到临床后期和上市。

表 2-12 国内医药健康领域 2020 年融资金额排名前十的融资主要案例

序号	融资企业	投资机构	融资轮次	融资金额	融资时间
1	百济神州	高瓴资本，Baker Brothers Advisors LLCAMGN	股权融资	20.8 亿美元	2020/7/13
2	京东健康	GIC，高瓴资本，BlackRock 等	战略融资	13.6 亿美元	2020/11/24
3	华大智造	IDG，中信产业基金，华兴新经济基金等	B 轮	超 10 亿美元	2020/5/28
4	科兴中维	中国生物制药	战略融资	5.1 亿美元	2020/12/7
5	丁香园	挚信资本，腾讯投资，高瓴创投	战略融资	5 亿美元	2020/12/28
6	微创医疗	高瓴资本，中信产业基金，致凯资产等	战略融资	30 亿元（约 4.3 亿美元）	2020/8/31
7	天镜生物	高瓴资本	股权融资	4.1 亿美元	2020/9/5
8	微医集团	未披露	战略融资	3.5 亿美元	2020/12/17
9	凯莱英	高瓴资本，中国国有企业结构调整基金，高盛中国等	战略融资	23 亿元（约 3.3 亿美元）	2020/10/20
10	晶泰科技	五源资本，软银愿景基金，人保资本等	C 轮	3.1 亿美元	2020/9/28

数据来源：公开资料整理

➢ 科创板和港股形成集聚

2020 年，国内医药健康 A 股上市企业 46 家（科创板 30 家），港股上市 21 家，美股上市 4 家（表 2-13）。科创板和港股成为医药 IPO 的主战场之一。从实现 IPO 上市的公司数量上看，在各个上市地点挂牌进入二级市场的企业比 2019 年全面增多，其中通过科创板上市的医药公司数据是 2019 年的 2 倍，而以港股和美股身份登陆二级市场的公司数量比 2019 年也增加了 50%。

登陆 A 股、港股和美股的医药企业中，上海 17 家，北京 13 家，江苏、浙江各 9 家，广东 8 家。

表 2-13　2020 年登陆 A 股、港股和美股的医药企业

序号	上市场所	上市企业	上市时间	筹资额（亿元）	所在地
1	上交所主板	贵州三力	2020/4/28	2.99	贵州
2	上交所主板	万泰生物	2020/4/29	3.82	北京
3	上交所主板	甘李药业	2020/6/29	25.45	北京
4	上交所主板	葫芦娃	2020/7/10	2.08	海南
5	上交所主板	拱东医疗	2020/9/16	6.33	浙江
6	上交所主板	奥锐特	2020/9/21	3.43	浙江
7	上交所主板	东亚药业	2020/11/25	8.84	浙江
8	上交所主板	健麾信息	2020/12/22	4.83	上海
9	上交所科创板	特宝生物	2020/1/17	3.83	福建
10	上交所科创板	洁特生物	2020/1/22	4.12	广东
11	上交所科创板	泽璟制药	2020/1/23	20.26	江苏
12	上交所科创板	东方生物	2020/2/5	6.38	浙江
13	上交所科创板	百奥泰	2020/2/21	19.66	广东
14	上交所科创板	南新制药	2020/3/26	12.23	湖南
15	上交所科创板	三友医疗	2020/4/9	10.76	上海
16	上交所科创板	成都先导	2020/4/16	8.35	四川
17	上交所科创板	吉贝尔	2020/5/18	11.07	江苏
18	上交所科创板	复旦张江	2020/6/19	10.74	上海
19	上交所科创板	神州细胞	2020/6/22	12.82	北京
20	上交所科创板	天智航	2020/7/7	5.04	北京
21	上交所科创板	君实生物	2020/7/15	48.36	上海
22	上交所科创板	艾迪药业	2020/7/20	8.39	江苏
23	上交所科创板	伟思医疗	2020/7/21	10.63	江苏
24	上交所科创板	三生国健	2020/7/22	17.36	上海
25	上交所科创板	爱博医疗	2020/7/29	8.82	北京
26	上交所科创板	赛科希德	2020/8/6	10.28	北京
27	上交所科创板	凯赛生物	2020/8/12	55.61	上海
28	上交所科创板	康希诺	2020/8/13	52.01	天津
29	上交所科创板	安必平	2020/8/20	7.13	广东
30	上交所科创板	键凯科技	2020/8/26	6.18	北京

续表

序号	上市场所	上市企业	上市时间	筹资额（亿元）	所在地
31	上交所科创板	圣湘生物	2020/8/28	20.19	湖南
32	上交所科创板	苑东生物	2020/9/2	13.35	四川
33	上交所科创板	奕瑞科技	2020/9/18	21.77	上海
34	上交所科创板	天臣医疗	2020/9/28	3.72	江苏
35	上交所科创板	前沿生物	2020/10/28	18.44	江苏
36	上交所科创板	艾力斯	2020/12/2	20.46	上海
37	上交所科创板	科兴制药	2020/12/14	11.09	山东
38	上交所科创板	悦康药业	2020/12/24	21.92	北京
39	深交所主板	立方制药	2020/12/15	4.77	安徽
40	深交所创业板	泰林生物	2020/1/14	2.39	浙江
41	深交所创业板	新产业	2020/5/12	12.93	广东
42	深交所创业板	康华生物	2020/6/16	10.56	四川
43	深交所创业板	康泰医学	2020/8/24	4.17	河北
44	深交所创业板	回盛生物	2020/8/24	9.31	湖北
45	深交所创业板	维康药业	2020/8/24	8.31	浙江
46	深交所创业板	稳健医疗	2020/9/17	37.15	广东
47	港交所主板	诺诚健华	2020/3/23	20.51	北京
48	港交所主板	康方生物	2020/4/24	23.60	广东
49	港交所主板	沛嘉医疗	2020/5/15	21.44	江苏
50	港交所主板	开拓药业	2020/5/22	17.02	江苏
51	港交所主板	海吉亚医疗	2020/6/29	20.21	上海
52	港交所主板	康基医疗	2020/6/29	28.48	浙江
53	港交所主板	海普瑞	2020/7/8	36.74	广东
54	港交所主板	永泰生物	2020/7/10	9.95	北京
55	港交所主板	欧康维视生物	2020/7/10	14.04	上海
56	港交所主板	宏力医疗管理	2020/7/13	2.84	河南
57	港交所主板	泰格医药	2020/8/7	95.93	浙江
58	港交所主板	再鼎医药	2020/9/28	52.19	上海
59	港交所主板	嘉和生物	2020/10/7	25.28	上海
60	港交所主板	云顶新耀	2020/10/9	30.71	上海
61	港交所主板	先声药业	2020/10/27	30.74	江苏

续表

序号	上市场所	上市企业	上市时间	筹资额（亿元）	所在地
62	港交所主板	药明巨诺	2020/11/3	20.11	上海
63	港交所主板	荣昌生物	2020/11/9	34.09	山东
64	港交所主板	德琪医药	2020/11/20	23.54	上海
65	港交所主板	京东健康	2020/12/8	227.31	北京
66	港交所主板	和铂医药	2020/12/10	14.45	上海
67	港交所主板	加科思	2020/12/21	11.38	北京
68	美国纳斯达克	天境生物	2020/1/17	7.14	上海
69	美国纳斯达克	安派科	2020/1/30	1.10	浙江
70	美国纳斯达克	燃石医学	2020/6/12	15.73	广东
71	美国纳斯达克	泛生子	2020/6/19	18.15	北京

数据来源：清科私募通数据库

➤ 北京证券交易所拓宽创新融资渠道

从科创板、创业板试点注册制、提高上市公司质量、退市制度改革到"新三板"设立精选层，作为资源配置的重要平台，近年来一系列资本市场制度改革正在有力提升对创新的适应性、包容性。2021 年 9 月，北京证券交易所（以下简称北交所）正式成立，"新三板"改革进一步深化。证监会明确，"新三板"精选层现有挂牌公司直接转为上市公司，新增上市公司则由符合条件的"新三板"创新层公司产生。

2021 年 11 月 15 日，北交所正式开市，81 家公司在北交所上市或从精选层直接平移至北交所。其中医药板块有 10 家（表 2-14），分别为北京诺思兰德生物技术股份有限公司、北京三元基因药业股份有限公司、江苏森萱医药股份有限公司、江苏德源药业股份有限公司、广东永顺生物制药有限公司、四川梓橦宫药业股份有限公司、云南生物谷药业股份有限公司、内蒙古大唐药业股份有限公司、江苏鹿得医疗电子股份有限公司、广东惠州市锦好医疗科技股份有限公司。

我们将继续支持中小企业创新发展，深化新三板改革，设立北京证券交易所，打造服务创新型中小企业主阵地。

——习近平

表 2-14 首批北交所上市的生物医药公司

序号	企业名称	主营业务	所在地
1	诺思兰德	基因治疗药物、重组蛋白质类药物和眼科用药物研发、生产及销售	北京
2	三元基因	基因工程药物、基因工程疫苗和诊断试剂的研发、生产及销售	北京
3	森萱医药	化学原料药、医药中间体及含氧杂环类化工中间体的研发、生产及销售	江苏
4	德源药业	高血糖、高血脂、高血压领域治疗药物研发、生产及销售	江苏
5	永顺生物	兽用生物制品研发、生产及销售	广东
6	梓橦宫	片剂、胶囊剂、散剂、搽剂、软膏剂、栓剂、酊剂等剂型药品研发、生产及销售	四川
7	生物谷	灯盏花系列药品的研究、生产及销售	云南
8	大唐药业	蒙药资源开发、特色专科药和大健康产品研发、生产及销售	内蒙古
9	鹿得医疗	家用医疗器械及保健护理产品的研发、生产及销售	江苏
10	锦好医疗	助听器研发、生产及销售	广东

数据来源：公开资料整理

> 并购投资保持活跃态势

2020 年国内医药健康领域共有并购事件 243 起，交易规模超过 600 亿元（表 2-15）。随着新冠肺炎疫情常态化防控，行业数字化转型加速、医改推进对全行业利益链条重塑，医疗生态的重塑势必成为长期趋势，变革过程将持续推动资本参与并购活动。

表 2-15 国内医药健康领域 2020 年并购金额超 10 亿元的并购投资主要案例

序号	买方企业	标的企业	行业细分	并购金额（亿元）	并购时间
1	上海莱士	GDS	医疗设备	132.46	2020/3/31
2	东音股份	东音股份	化学药品制剂制造业	75.39	2020/4/8
3	中国通用技术集团，中国医药	重庆医药健康	其他医药	41.00	2020/1/16
4	华德欣润，广东广恒顺投资有限公司，易湘莘，宋洁	迪瑞医疗	医疗设备	33.89	2020/12/1
5	浙江汇源	康恩贝	医药	33.02	2020/7/1
6	万邦德	万邦德制药集团	医药	27.30	2020/3/5
7	九强生物，中国医药投资	迈新生物	医疗服务	26.28	2020/9/30
8	维亚生物	朗华制药	化学药品原药制造业	25.60	2020/11/16

续表

序号	买方企业	标的企业	行业细分	并购金额（亿元）	并购时间
9	人福医药	人福药业	化学药品制剂制造业	24.06	2020/11/5
10	德弘开远、德弘钰泰	通化东宝	医药	22.97	2020/9/7
11	冀中能源	华北制药	化学药品制剂制造业	21.89	2020/11/3
12	广西鑫益	辽宁成大	医药	21.51	2020/2/27
13	里昂资管	信立泰	医药	17.75	2020/9/16
14	方大钢铁集团	东北制药	医药	17.45	2020/9/28
15	珠海保联	科华生物	医疗设备	17.26	2020/6/8
16	华润三九	澳诺制药	化学药品原药制造业	14.20	2020/1/2
17	华同实业	海南海药	化学药品原药制造业	12.57	2020/2/27

数据来源：清科私募通数据库

2.2　前沿技术应用发展

2.2.1　新冠相关成果入选十大进展

近期 2020 年"中国医药生物技术十大进展"公布，其中，新冠病毒研究及应用相关成果占据四席（表 2-16）。

表 2-16　2020 年中国医药生物技术十大进展

序号	标题内容
1	《中华人民共和国生物安全法》颁布
2	我国新冠病毒疫苗研发取得重大进展
3	新冠病毒全基因组序列全球公布
4	新冠病毒检测试剂助力抗击新冠疫情
5	新冠病毒基础研究与技术平台取得重要进展，带动药物与抗体的研发
6	突破性治疗通道开通，助推中国药品创新
7	我国主导制定的 EV71 灭活疫苗指导原则成为国际标准
8	CAR-T 细胞治疗又有新进展，管理规范迈出新一步
9	自主研发的十三价蛋白结合肺炎球菌疫苗获批上市
10	国产曲妥珠单抗生物类似药获批上市

信息来源：中国医药生物技术协会

新冠病毒全基因组序列全球公布：新冠肺炎疫情暴发以来，我国科学家在一周内分离出新冠病毒毒株，十余天完成新冠病毒的全基因组测序，及时完成了国家病毒资源库入库及标准化保藏并向世界卫生组织提交了病毒序列。全基因组序列在病毒学网站发布，分析结果在权威杂志 *Science* 在线发表，方便世界各国共同对抗疫情，也为研究分析新型冠状病毒的进化来源、致病病理机制提供了第一手资料。

新冠病毒基础研究与技术平台取得重要进展：我国多家单位成功解析了新冠病毒的重要蛋白的三维结构，构建出了新冠病毒的全病毒三维模型。SARS-CoV-2 相关动物模型的创建，对阐明疾病的发病机制、传播途径，以及宿主免疫应答具有重要作用，更是评估疫苗效力和药物作用的基础。利用假病毒平台技术构建的新冠假病毒和中和抗体检测方法，提高了药品的检测效率，保障了操作安全，加快了新冠疫苗及其药物研发的进度。科技部通过重大传染病防治国家科技重大专项，持续开展科研攻关，不断强化高等级病原微生物实验室建设和布局，系统构建传染病防控的科技支撑体系。

新冠病毒检测试剂助力抗击新冠疫情：新冠肺炎疫情暴发以来，在国家有关部门的统筹和支持下，多家企事业单位迅速开展应急攻关，研发出了核酸检测、抗体检测、抗原检测等多种新冠病毒检测试剂。技术覆盖包括荧光 PCR 法、联合探针锚定聚合测序法、酶联免疫吸附测定法、胶体金法和荧光免疫层析法等。除满足国内新冠肺炎疫情防控需要外，有多款国产新冠诊断检测试剂出口海外，为新冠肺炎的大规模筛查和早诊早治提供了技术支撑，有力地支持了我国乃至全球新冠肺炎疫情防控工作。

我国新冠病毒疫苗研发取得重大进展：在国家有关部门的统筹和支持下，多家企事业单位联合攻关、快速行动，同步推进灭活疫苗、重组蛋白疫苗、腺病毒载体疫苗、减毒流感病毒载体疫苗和核酸疫苗 5 条技术路线，2020 年先后有 14 个新冠疫苗进入临床试验，其中 3 个技术路线的 5 款疫苗进入国际多中心Ⅲ期临床试验。2020 年 12 月 30 日，国药集团中国生物北京公司的新冠病毒灭活疫苗获附条件批准上市。至 2021 年上半年，中国自主研发的多款新冠灭活疫苗正式通过世界卫生组织紧急使用认证，总体海外订单超 6 亿剂，超 50 个国家和地区提出购买需求，中国疫苗已经成为提供给全世界的国际公共产品。

2.2.2 基础研究达到国际领先水平

美国公开的《新兴科技趋势报告（2016—2045 年）》中将"医学"列为未来最值得关注的 20 项科技发展趋势之一。基因组学、系统生物学、组织工程与干细胞技术等生命科学前沿研究成果越来越快地应用于临床，使人类疾病的预防、诊断、治疗手段和方式发生了革命性变化。

➢ 干细胞与再生医学

全球已经有 31 款干细胞产品获批上市，分布于美国、欧盟、韩国、加拿大、澳大利亚和日本等地。美国在干细胞技术研究中处于领先地位，远超过其他国家，德国、法国等欧洲国家紧随其后。其中成体干细胞临床试验是主体，涉及血液病、肿瘤、神经系统疾病、心脏疾病、免疫系统疾病等领域。

我国尽管尚无干细胞药物上市，但国家高度重视干细胞科技的发展，干细胞研究被纳入《"十三五"国家战略性新兴产业发展规划》《"健康中国 2030"规划纲要》。国家有关部门出台了一系列政策推动干细胞领域研究：国家卫生健康委员会和国家食品药品监督管理局发布了《干细胞临床试验研究管理办法》《干细胞临床试验研究基地管理办法》《干细胞制剂质量控制和临床前研究指导原则》等支持政策，被认为是这一产业终于开始市场化的信号；科学技术部发布了《国家重点研发计划干细胞与转化医学重点专项实施方案》，加强干细胞基础与转化方面的投入与布局。

我国的干细胞发展有序进行：①在基础研究方面，国家启动干细胞科研专项以来，统计至 2020 年共拨款 23.8 亿资助 129 个干细胞项目研究，涉及干细胞基础研究、动物试验、临床试验和干细胞库建设；②在临床备案研究方面，自实行干细胞备案制度以来已有 69 个干细胞项目通过中国医药生物技术协会的备案，涉及糖尿病、肝病、脊髓损伤等疾病领域；③在干细胞药物研发方面，目前 CDE 批准了 11 项干细胞新药临床研究，主要涉及膝骨关节炎、糖尿病足溃疡、缺血性脑卒中等领域；④自新冠肺炎疫情暴发以来，我国迅速开展"干细胞治疗新冠肺炎"的科研攻关，2020 年 3 月，中国细胞生物学学会干细胞生物学分会和中华医学会感染病学分会联合发布了《干细胞治疗新型冠状病毒肺炎（COVID-19）

临床研究与应用专家指导意见》，目前 CDE 批准了 18 个干细胞项目用于新冠肺炎的临床治疗研究。

> CAR-T 细胞疗法

我国在 CAR-T 细胞疗法领域的科研水平属于第一梯队。研究靶点除了明星靶点 CD19，还包括 CD22、BCMA、CD20 等多个靶点，肿瘤类型以血液肿瘤为主，有急性淋巴细胞白血病（ALL）、非霍奇金淋巴瘤（NHL）、多发性骨髓瘤（MM）等。

在政策监管方面，国内监管构架逐步完善。2018 年 6 月中国食品药品检定研究院发布《CAR-T 细胞治疗产品质量控制检测研究及非临床研究考虑要点》、2018 年 9 月中国医药生物技术协会发布《嵌合抗原受体修饰 T 细胞（CAR-T）制剂制备质量管理规范》，填补了我国该领域的空白，为我国监管政策的制定提供了参考。2019 年 6 月国家药典委员会发布《人用基因治疗制品总论》。

在临床研究方面，我国注册登记的 CAR-T 细胞案例数量超过美国。截至 2021 年 7 月 15 日，"ClinicalTrials.gov"网站中查询得到中国有 312 个试验登记在册，美国有 274 个试验登记在册。例如，南京传奇"西达基奥仑赛"成为我国国家药品监督管理局首个"突破性疗法"药物，该产品以 BCMA 为靶点，结合具有自主知识产权的双特异性多表位单域抗体结构专利平台研制，在治疗复发/难治性多发性骨髓瘤患者的全球性注册临床研究中效果显著，已在美国提交新药申请。

在产品上市方面，复星凯特"阿基仑赛注射液"于 2021 年 6 月 22 日获批上市，是我国首个批准上市的细胞治疗类产品，用于治疗既往接受二线或以上系统性治疗后复发或难治性大 B 细胞淋巴瘤成人患者。

> 基因编辑

美国在基因编辑技术领域仍走在前列，国外基因编辑相关企业大多总部设在美国。而各家所采用的技术也几乎涵盖了三代编辑技术，但仍以 CRISPR 为主，另外腺病毒或腺相关病毒技术也较为普遍，其次 CAR-T 联合 CRISPR 技术的出现，表明联合治疗法将成为一种新趋势。

我国基因编辑研究的发展很快，论文与专利的数量均列居国际前茅，这得益于国家的政策和项目支持。《"十三五"国家科技创新规划》《"十三五"生物技术创新专项规划》《"十三五"生物产业发展规划》《"十三五"国家战略性新兴产业发展规划》等一系列规划中明确重点布局了基因编辑技术的研发与应用产业化。

2021 年 1 月，CDE 批准了博雅辑因针对输血依赖 β 型地中海贫血病的基因编辑疗法产品 ET-01 的临床试验申请。作为国内没有先例的创新型疗法，这是我国首个获批的基因编辑疗法临床试验申请，也是首个获批的造血干细胞产品临床试验申请。

中国生物医药领域重要奖项

2020 年未来科学大奖

2020 年未来科学大奖"生命科学奖"由哈尔滨医科大学第一附属医院张亭栋、上海交通大学瑞金医院王振义院士获得，表彰他们发现三氧化二砷和全反式维甲酸对急性早幼粒细胞白血病的治疗作用。

2020 年何梁何利奖

2020 年何梁何利基金"科学与技术成就奖"由广州医科大学附属第一医院钟南山院士获得，表彰他在非典型肺炎和新冠肺炎疫情防控中做出的贡献。"科学与技术进步奖"由北京大学分子医学研究所程和平院士、北京大学肿瘤医院季加孚、中国解放军东部战区总医院卢光明、海军军医大学肝胆外科医院沈锋、苏州大学附属第一医院吴德沛、中国医学科学院肿瘤医院徐兵河、北京协和医院朱兰等 7 人获得。"科学与技术创新奖"由军事科学院国防科技创新研究院常超、山东大学齐鲁医院张澄、河北以岭医药研究院有限公司贾振华、昆明医科大学第一附属医院何黎等 4 人获得。

2.3 产业区域创新引领

根据中国生物技术发展中心发布的《2021 中国生物医药产业园区竞争力评价及分析报告》，我国生物医药产业持续呈现聚集发展态势，并已形成了三大聚集区域领先发展、东中西创新扩散和梯度传递式发展的空间格局。

2.3.1 产业区域加速集聚

北京领头的京津冀地区产业人力资源储备充足，拥有丰富的临床资源和教育资源，产业链互补优势较强。上海领头的长三角地区产业创新能力和国际交流水平较高，拥有最多的跨国生物医药企业。粤港澳大湾区市场经济体系成熟，药流通体系发达，对外辐射能力强，民营资本比较活跃（表2-17）。

> ➤ 京津冀地区

京津冀地区生物医药人力资源储备雄厚，拥有丰富的临床资源和教育资源，并围绕北京形成了创新能力较强的产业集群。北京以其科研人才优势成为生物医药的研发中心；天津以出口为导向，是关键技术的转化基地，中药现代化探索走在全国前列；河北拥有较好的医药制造基础，是生物医药制造业大省。2020年京津冀地区生物医药企业总数排名第二位，高新技术企业数排名第一位，医药工业百强企业数排名第一位，上市企业数排名第二位，销售过亿元产品企业数排名第三位。

> ➤ 长三角地区

长三角地区生物医药产业创新能力和国际交流水平较高，在研发与产业化、外包服务、国际交流等方面具有较大优势。其中，上海拥有完善的生物医药创新体系和产业集群，是我国研发和成果转化中心之一；江苏是生物医药产业成长性最活跃的地区之一，已形成苏州、南京、泰州、连云港等一批生物医药研发制造基地；浙江将医药健康产业列为全省"八大万亿"产业之一。2020年长三角地区生物医药企业总数排名第一位，高新技术企业数排名第二位，医药工业百强企业数排名第二位，上市企业数排名第一位，销售过亿元产品企业数排名第二位。

> ➤ 粤港澳大湾区

粤港澳大湾区由香港、澳门两个特别行政区和广东省广州、深圳、珠海、佛山、惠州、东莞、中山、江门、肇庆等9个珠三角城市组成。粤港澳大湾区是我国生物医药产业集聚的重要区域，广州和深圳有着良好的产业基础和完整的产业链条。深圳生物医疗器械设备、生物制药企业规模全国领先，以创新药物研发和产业化、药品制剂出口和生物医药研发外包为核心的产业体系发展较快；广州在生物服务和生物技术应用等领域形成优势与特色。2020 年粤港澳大湾区生物医药企业总数排名第三位，高新技术企业数排名第三位，医药工业百强企业数排名第三位，上市企业数排名第三位，销售过亿元产品企业数排名第一位。

表 2-17　京津冀、长三角、粤港澳产业区域发展

	京津冀地区	长三角地区	粤港澳大湾区
发展重心	重点打造以北京为产业轴心，天津、河北协同发展的区域格局	重点打造以上海为领头，带动苏浙皖的创新优势进一步扩大	以广州、深圳为核心，结合港澳已有的资源和经验打造广深港、广珠澳生物医药创新集聚区
发展优势	1. 北京作为全国政治中心，京津冀地区生物医药的政策支持力度大 2. 拥有充足的医疗机构资源，在政企医合作发展以及审评审批流程方面更有优势，基础设施一体化较为完善	1. 产业多元化丰富，每个城市都有自己独特的发展特色 2. 拥有许多横跨整个产业链的生命科学与医疗产业企业，产业链的创新整合有相对优势 3. 海归高端人才较多	1. 港澳拥有较为明确的既有市场，粤港澳大湾区的发展领域彼此之间的重合度较低 2.《粤港澳大湾区发展规划纲要》将生物医药列入重点培育产业，同时有深圳微芯生物、中山康方生物、广州恒诺康等企业落地大湾区
未来发展	1. 需要着重打破区域壁垒，合理规划产业布局，积极协调各地区的衔接 2. 利用优质的政策和扎实的资源加强人才吸引和长期维护	1. 侧重在融合化发展，对标国际来进行区域内的产业深化以及制度体系的改革 2. 作为高端生物医药人才的聚集地，有效控制人才成本和发展环境将是关键	1. 打破行政体系的壁垒以及多元化发展将是主要方向 2. 需要引进更多类型的生物医药企业和多元化人才

信息来源：公开资料整理

2.3.2　重点城市特色发展

我国生物医药产业布局主要集中在经济发展水平高、科技水平高、人才聚集度高的地区。各省市因地制宜、因产施策，结合各地资源禀赋和产业现状，积极探索在生物医药产业领域的精准定位，发挥产业链和创新链上的比较优势，呈现出特色发展态势。

➤　苏州市

苏州市提出要成为全球重要的生物医药创新发展基地、世界知名的生物医药

企业集聚地、国内环境最好的生物医药产业发展核心区。目前苏州市有放射医学与辐射防护领域国家重点实验室 1 个、血液系统疾病领域国家临床医学研究中心 1 个。有主营业务 10 亿元以上的企业 20 家。尼拉帕利、泽布替尼等 1 类创新药均来自苏州。2020 年苏州工业园区生物医药产业总产值 1022 亿元，企业 1716 家。

> 上海市

上海市把生物医药产业作为战略性新兴产业的重要支柱，始终保持国内领先地位。有医学神经生物学等领域国家重点实验室 15 个、组织工程等领域国家工程研究中心 5 个、抗艾滋病药物等领域国家工程技术研究中心 6 个、代谢性疾病等领域国家临床医学研究中心 6 个。目前上海市有主营业务 10 亿元以上的企业 25 家，主营业务收入 100 亿元以上的企业 3 家，分别为上药集团、复星医药、罗氏制药。呋喹替尼、特瑞普利单抗等 1 类创新药均来自上海。2020 年上海张江高新区生物医药产业总产值 1073 亿元，企业 3100 家。

> 成都市

成渝地区生物医药产业发展势头迅猛。成都市提出打造世界级、万亿级的医药健康产业体系，其中生物医药产业是重点之一。目前成都市有生物治疗等领域国家重点实验室 2 个、手性药物领域国家工程研究中心 1 个、生物医学材料等领域国家工程技术研究中心 3 个、口腔疾病等国家临床医学研究中心 2 个。科伦药业、倍特药业、康弘药业跻身全国医药工业百强。中国首个原创抗艾滋病新药艾博韦泰等创新药已实现产业化。2020 年成都高新区生物医药产业总产值 859 亿元，企业 3050 家。

> 南京市

南京市生物医药产业作为主导产业体系的重要组成，现已成为全市经济高质量发展的新引擎。目前南京市有生殖医学等领域国家重点实验室 4 个、中药制药工艺技术等领域国家工程研究中心 2 个、慢性肾病领域国家临床医学研究中心 1 个。有先声药业等百强企业 2 家，传奇生物、药石科技等上市企业 24 家。必存、恩度等一批全国领先产品均来自南京。2020 年南京生物医药谷生物医药产业总产值 965 亿元，企业 1425 家。

> 武汉市

武汉市提出加快建设万亿级大健康产业集群，打造世界大健康产业之都。目前有病毒学等领域国家重点实验室 5 个、微生物农药领域国家工程研究中心 1 个、联合疫苗等领域国家工程技术研究中心 4 个、妇产疾病领域国家临床医学研究中心 1 个。有人福医药、健民集团、九州通等上市企业 7 家。肿瘤治疗性双抗体药物、体外控制胶囊内窥镜、小口径仿生人造血管等产品和技术世界领先。2020 年武汉东湖高新区生物医药产业总产值 881 亿元，企业 2870 家。

> 泰州市

泰州市把生物医药产业作为本市战略性主导产业之一，致力于成为承载国际医药产业转移的前沿阵地。目前泰州市有药物制剂新技术领域国家重点实验室 1 个。有扬子江药业、济川药业、苏中药业等一批百强企业。新锐、复美达、华温蓝等创新药均来自泰州。2020 年泰州医药高新技术产业开发区生物医药产业总产值 583 亿元，生物医药企业 1687 家。

> 广州市

广州市把生物医药等战略性新兴产业发展作为重点，构筑产业体系新支柱，生物产业基地集聚发展效应不断显现。目前广州市有眼科学等领域国家重点实验室 8 个、基因工程药物等领域国家工程研究中心 3 个、医疗保健器具等领域国家工程技术研究中心 3 个、呼吸系统疾病等领域国家临床医学研究中心 2 个。培育了广药集团、达安基因、百奥泰等细分领域龙头企业。国内首个阿达木单抗、治疗银屑病中药等创新药均来自广州。2020 年广州高新技术产业开发区生物医药产业总产值 808 亿元，企业 1350 家。

3

北京医药健康产业概述

启航 2020−2021 · 北京生物医药产业发展报告

导读：北京市始终将医药健康产业发展作为推动国际科技创新中心建设的重要支点之一。2018～2020年，北京市政府以《北京市加快医药健康协同创新行动计划（2018—2020年）》为发展蓝图，加紧谋划医药健康产业布局。2021年，北京医药健康产业接续发布《北京市加快医药健康协同创新行动计划（2021—2023年）》，将延续高质量发展的惯性和动能，促进产业发展提质提速。

在新冠肺炎疫情全球蔓延的背景下，北京充分发挥科技创新和政产学研医高效联动的资源整合优势，产业创新积累得到释放，医药健康作为北京高精尖产业之一的助推作用和维系人民健康的民生作用得到有力体现。

总体而言，北京医药健康产业正呈现良好发展势头：

1. 产业高质量发展态势显著：产业规模、企业、品种、疫情防控取得亮眼成绩，特别是新冠肺炎疫苗、诊断试剂、药物研发产出领跑国内、比肩国际；

2. 产业创新生态布局进一步优化，政策、空间、创新及服务能力、资金支持多端发力，产业创新孵育及承载能力大幅提升；

3. 临床创新与转化链条进一步完善，临床资源禀赋进一步凸显，研究型病房、研究型医院、互联网医院等临床端载体建设成效卓著。

站在"两个一百年"奋斗目标的历史交汇点上，在"十四五"规划、"两区"建设等国家重大科技战略部署的推动下，北京医药健康产业将进一步发挥高精尖产业"双发动机"的引领作用，为首都经济动能提供有力增长点。

3.1 北京医药健康产业发展取得亮眼成绩

自《北京市加快医药健康协同创新行动计划（2018—2020 年）》（以下简称《行动计划（2018—2020 年）》）启动实施以来，北京医药健康产业高质量发展态势显著，其作为高精尖产业的助推作用进一步凸显。本节从产业规模、企业、品种等方面总结产业各方面发展情况。

3.1.1 产业经济运行量质双升

根据北京市统计局统计口径，北京生物医药产业全部企业包括医药工业*企业和医药服务业**企业，多年来持续稳定增长（图 3-1）。2020 年，在新冠肺炎疫情持续蔓延的情况下，北京生物医药产业规模依旧稳中有升，产业全部企业营业收入 2204.6 亿元，同比增长 4.8%；其中医药工业占比 81.3%，医药服务业占比 18.7%。2021 年上半年，在防疫成果红利集中释放、产业供需日渐恢复稳定、新冠肺炎疫苗逐步放量应用的背景下，产业呈现高速增长态势，全部企业营业收入为 2464.6 亿元，规模赶超 2020 年全年，同比增长 152.0%；医药工业全部企业营业收入达 2255.1 亿元，同比增加 183.9%，占比提升至 91.5%。

原料药作为药物制剂的上游产业，是化学创新药研制的核心和关键。近几年，在疏解非首都功能背景下，北京化学药生产企业纷纷将原料药生产分离出去，如珐博进、协和药厂等在河北沧州建立原料药生产基地。北京原料药产业占化药工业比例逐渐缩减，未来将进一步朝向高技术附加值、低碳绿色方向转型发展。

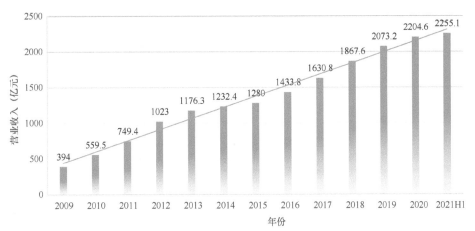

图 3-1　2009~2021 年 6 月北京市生物医药企业营业收入

数据来源：北京市统计局

---

* 北京生物医药产业统计体系下的医药工业包括化学药品原料药制造、化学药品制剂制造、中药饮片加工、中成药生产、兽用药品制造、生物药品制造、卫生材料及医药用品制造、医疗仪器设备及器械制造、制药专用设备制造、保健食品制造等子领域。

** 北京生物医药产业统计体系下的医药服务业包括软件和信息技术服务业、房地产业、商务服务业、研究与试验发展、专业技术服务业、科技推广和应用服务业、卫生等子领域。

➤ 医药工业拉动作用进一步提升，疫苗、医疗器械等高附加值领域产出快速增加

医药工业是北京生物医药产业增长的主要驱动力之一，自《行动计划（2018—2020 年）》实施以来，3 年产业营收占比一直保持在 80% 左右。根据北京市统计局统计数据，北京医药工业已连续多年跑赢全市工业营业收入增速，有力拉动了首都经济增长。近年，包括生物制品制造、医疗器械等在内的高附加值领域产出增长迅猛（表 3-1）。

表 3-1　2020 年北京医药工业部分子领域各项指标情况（规模以上*）

细分领域		工业总产值（亿元）	增长率（%）	主营业务收入（亿元）	增长率（%）	利润总额（亿元）	增长率（%）	利润率① （%）
化学制药工业	化学药品原料药制造	1.3	−38.4	1.9	−14.8	0.1	−54.2	5.3
	化学药品制剂制造	707.7	−5.0	805.9	−1.5	74.4	−32.5	9.2
	小计	709.0	−5.1	807.8	−1.5	74.5	−32.5	9.2
中药制药工业	中药饮片加工	101.9	−5.1	103.3	−8.2	11.7	−19.4	11.3
	中成药生产	119.1	8.9	118.4	4.9	17.8	−16.5	15.0
	小计	221.0	2.0	221.7	−1.6	29.5	−17.7	13.3
生物药品制造		350.4	54.2	287.1	28.8	98.2	58.2	34.2
医疗仪器设备及器械制造		245.7	16.8	279.8	23.0	55.8	30.1	19.9
其他②		66.6	2.1	79.4	−8.4	11.3	−8.3	14.2
总计		1592.7	8.6	1675.8	5.9	269.3	2.2	16.1

数据来源：北京市统计局

① 此处利润率是指主营业务收入利润率，利润率=利润总额/主营业务收入×100%。

② 其他包括卫生材料及医药用品制造、兽用药品制造、制药专用设备制造、保健食品制造等子领域。

一方面，生物制品制造领域持续稳定增长。2020 年，产值、营收、利润等各项指标表现出稳定的正增长态势。2021 年，由于新冠肺炎疫苗启动大规模接种应用，本市国药中生北京所、科兴中维公司两款新冠灭活疫苗作为国内外新冠肺炎疫苗的供应主体，成为拉动生物药品制品翻倍增长的主动力。2021 年上半年，生

---

　　* 根据北京市统计局数据测算，医药工业规模以上企业营收占医药工业全部企业营收比重为 93.5%。

物药品制品产值、营收、利润分别较去年同期增加 11.7 倍、13.8 倍、43.7 倍，其中仅两支灭活疫苗贡献产值即突破 1220 亿元。

另一方面，医疗器械领域近年始终保持稳中有升的发展态势，自 2020 年新冠肺炎疫情暴发，以新冠诊断检测试剂、新冠肺炎患者治疗用呼吸机等为代表的医疗器械放量进一步带动发展。

此外，包括化学制药、中药制造、医疗仪器设备及器械制造等领域基本保持着正增长（表 3-2）。

表 3-2　2021 年上半年北京医药工业部分子领域各项指标情况（规模以上）

细分领域		工业总产值（亿元）	增长率（%）	主营业务收入（亿元）	增长率（%）	利润总额（亿元）	增长率（%）	利润率[①]（%）
化学制药工业	化学药品原料药制造	0.6	−11.2	0.6	3.6	0.06	−47.7	10.0
	化学药品制剂制造	380.6	12.9	441.8	14.1	50.4	40.7	11.4
	小计	381.2	12.9	442.4	14.1	50.5	40.5	11.4
中药制药工业	中药饮片加工	55.7	43.6	60.1	49.1	7.4	209.5	12.3
	中成药生产	76.2	37.2	66.2	16	10.9	4.3	16.5
	小计	131.9	39.8	126.3	29.7	18.3	42.5	14.5
生物药品制造		1406.3	1169.2	1345.5	1381.3	1051.8	4371.2	78.2
医疗仪器设备及器械制造		124.1	4.0	155.5	18.1	50.2	61.3	32.3
其他[②]		32.5	3.9	38.8	10.1	5.8	−0.5	14.9
总计		2076.0	199.4	2108.5	183.8	1176.5	977.0	55.8

数据来源：北京市统计局

① 此处利润率是指主营业务收入利润率，利润率=利润总额/主营业务收入×100%。

② 其他包括卫生材料及医药用品制造、兽用药品制造、制药专用设备制造、保健食品制造等子领域。

从产值规模占比来看，化学药、中药、生物制药、医疗器械 4 个子行业是北京生物医药工业的主体，《行动计划（2018—2020 年）》实施以来，四大子领域工业产值占比医药工业总体规模一直保持 95%以上。2021 年 6 月，占比跃升至 98.4%。其中，生物药品制造占比跃升明显（图 3-2）。

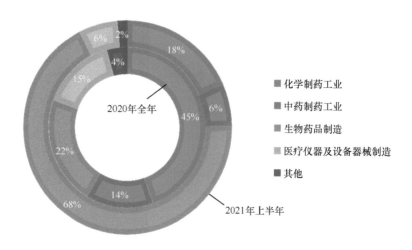

图 3-2　2020 年、2021 年上半年北京生物医药产业细分领域工业产值占比

数据来源：北京市统计局

➤ **医药服务业各项指标稳中有升，研发外包成重要增长点**

北京医药服务业与医药工业同为北京医药健康产业的重要支撑。近年来，随着新药研发速度放缓、成本提高、专利药到期等问题的出现，欧美发达国家加大对研发的投入力度，逐渐将研发中心向以中国为首的新兴市场转移。北京凭借得天独厚的资源优势、人才优势和政策优势，成为跨国医药公司研发外包的首选地，并涌现出康龙化成、昭衍新药、鑫开元、阳光诺和等一批拥有专有技术、高成长性的研发服务企业。

2020 年，北京市医药服务业全部企业营业收入 412.2 亿元，同比增加 0.1%。2021 年上半年全市医药服务业全部企业营业收入 209.5 亿元，同比增加 14.2%。从细分领域来看，研究与试验发展是医药服务业的主要板块，规模以上企业实现营业收入 132.4 亿元，较去年同期增长 7.3%，高于医药服务业的整体增速，2020 年研究与试验发展占服务业整体比重增加至 38.4%，为近三年最高（2019 年为36.1%、2018 年为 36.8%）。

3.1.2　重点企业培育成效显著

北京市以企业培育为抓手，积极推动产业创新高质量发展。近年来，北京生物医药领域企业梯队不断完善，形成了龙头企业规模与数量稳步提升、上市企业数量与质量双面增长、潜力企业创新领域多点覆盖、中小微企业快速发展的企业队伍格局。

> 医药工业百强企业显著集聚

北京市聚集了 12 家医药工业百强企业，龙头带动作用显著。中国医药集团有限公司、华润医药控股有限公司连续 4 年入围医药工业百强前 10 名，尤其是在 2021 年百强榜单中，中国医药集团有限公司位列第一位。同 2019 年、2020年相比，北京诺华制药有限公司、悦康药业集团股份有限公司、甘李药业股份有限公司等公司的排名呈稳中有升的趋势。其中，甘李药业股份有限公司自 2020年首次跻身医药工业百强榜单后，2021 年排名再次实现大幅提升，已跃居至 81 位（表 3-3）。

中国医药工业百强榜由工信部中国医药工业信息中心发布，依据为工信部出版的《中国医药统计年报》（反映国家医药工业经济运行状况的唯一官方资料），是分析医药工业企业发展现状的权威榜单。

表 3-3　总部在北京的医药百强企业近三年名单对比

序号	企业名称	百强榜位次 （2021 年）	百强榜位次 （2020 年）	百强榜位次 （2019 年）
1	中国医药集团有限公司	1	3	3
2	华润医药控股有限公司	5	4	5
3	中国远大集团有限责任公司	12	9	13
4	拜耳医药保健有限公司	13	8	11
5	赛诺菲(中国)投资有限公司	26	26	43
6	北京诺华制药有限公司	33	40	42
7	费森尤斯卡比(中国)投资有限公司	35	33	34
8	中国北京同仁堂(集团)有限责任公司	38	36	47
9	中国医药健康产业股份有限公司	69	53	45
10	悦康药业集团股份有限公司	75	93	64
11	甘李药业股份有限公司	81	99	未上榜
12	北京泰德制药股份有限公司	89	62	41

数据来源：中国医药工业信息中心

> 新近上市企业数量逐年增加

自《行动计划（2018—2020 年）》启动以来，2018~2021 年 6 月，北京新增上市企业 28 家（表 3-4）；其中 2020~2021 年 6 月新增上市企业 22 家，数量创历史新高，主要以港股和科创板为主，涵盖化药、生物药、医疗器械、互联网医疗等多个领域。

表 3-4　北京市新增上市企业（2018~2021 年 6 月）

序号	公司简称	上市日期	上市板块
1	北京同仁堂国药	2018/5/29	港交所主板
2	百济神州	2018/8/8	港交所主板
3	康辰药业	2018/8/28	主板
4	康龙化成	2019/1/28	创业板
5	热景生物	2019/9/30	科创板
6	佰仁医疗	2019/12/9	科创板
7	诺诚健华	2020/3/23	港交所主板
8	万泰生物	2020/4/29	主板
9	泛生子	2020/6/19	纳斯达克主板
10	神州细胞	2020/6/22	科创板
11	甘李药业	2020/6/29	主板
12	天智航	2020/7/7	科创板
13	永泰生物	2020/7/10	港交所主板
14	爱博诺德	2020/7/29	科创板
15	赛科希德	2020/8/6	科创板
16	键凯科技	2020/8/26	科创板
17	爱美客	2020/9/28	创业板
18	京东健康	2020/12/8	港交所主板
19	加科思	2020/12/21	港交所主板
20	悦康药业	2020/12/24	科创板
21	医渡科技	2021/1/15	港交所主板
22	麦迪卫康	2021/1/19	港交所主板
23	昭衍新药	2021/1/31	港交所主板
24	凯因科技	2021/2/8	科创板
25	科美诊断	2021/4/9	科创板
26	诺禾致源	2021/4/13	科创板
27	奥精医疗	2021/5/21	科创板
28	阳光诺和	2021/6/21	科创板

数据来源：清科数据

➢ 科学家创办企业完善创新梯队

北京人才优势显著，由科学家牵头创立公司或建立合作来推动相关成果的转化落地的案例屡见不鲜（表 3-5），如清华大学董晨（鑫康合公司）、北京大学李毓龙（海湃泰克公司）、魏文胜（博雅辑因公司、圆因公司）等，不断完善和丰富潜力创新企业梯队。

表 3-5 2018~2020 年知名科学家在京创办的企业

序号	企业名称	领衔科学家	公司方向	所在区
1	北京福培生物科技有限公司	鲁白教授	致力于实现自主研发和海外引进的数个神经系统疾病创新药物的在京产业化，建设满足全球市场需要的制剂和成品生产车间以及公司运营总部	北京经济技术开发区
2	北京沐康锐创生物医药科技有限公司	钱锋教授	致力于建设口服难溶难吸收制剂、复杂半固体及纳米制剂、蛋白药物制剂和制剂反向工程四个技术平台，服务于北京乃至全国的科研院所、制药企业	海淀区
3	百放英库医药科技（北京）有限公司	单倍博士	致力于为来自国内外顶尖高校和著名研究机构的创新药物提供研发转化所需全方位的服务，并获得专项基金支持,后期辅助搭建项目创新创业团队，协助完成首期风险资本融资，形成衍生公司	海淀区
4	北京炎明生物科技有限公司	邵峰院士	致力于开发一系列小分子创新药物，能够有效治疗败血症、与炎症小体相关的疾病、CAR-T 引起的炎症因子风暴、炎症性肠病、哮喘等疾病，其中利用细胞焦亡来激活和增强肿瘤免疫的小分子药物为全球首创	昌平区
5	北京丹序生物制药有限公司	谢晓亮教授	致力于以单细胞基因组学技术开发创新型药物	昌平区
6	维泰瑞隆（北京）生物科技有限公司	王晓东院士	基于北生所在细胞凋亡、细胞程序性坏死等多种细胞死亡领域的原创性发现，致力于开发治疗多种重大疾病的小分子抑制剂	昌平区
7	北赛泓升（北京）生物科技有限公司	丁胜教授	基于干细胞治疗领域的代表性前沿研究，从事多能诱导干细胞(iPSC) 研发中试及细胞产品产业化，拟打造中国本土的领先 iPSC 治疗药物研发与临床转化平台	昌平区
8	北京优脑银河科技有限公司	刘河生教授	致力于利用新型软硬件技术诊断、治疗大脑疾病	昌平区
9	普沐（北京）生物科技有限公司	汤楠博士	致力于以肺脏损伤后再生及肺纤维化等疾病机制领域的原始创新为研究基础，开发治疗慢性肺疾病创新药	昌平区

数据来源：北京市科学技术委员会、中关村科技园区管理委员会

➢ AI 药物早期研发企业快速成长

随着人工智能（AI）技术的发展，机器学习（ML）、深度学习（DL）等

AI 技术逐渐应用到靶点发现、化合物合成、化合物筛选、新适应证发现、晶型预测等药物早期发现和临床前研究阶段，有效推动了复杂疾病药物的研发。北京涌现了一批从事 AI 药物早期研发的创新公司（表 3-6）。

表 3-6　北京市 AI 药物早期研发企业（部分）

序号	注册地区	企业名称	成立	细分领域
1	海淀区	普瑞基准	2015 年 7 月	小分子药物研发（靶点发现、新适应证发现）
2	海淀区	晶泰科技	2015 年 11 月	小分子药物研发（化合物筛选、化合物合成、晶型预测），抗体和多肽研发
3	海淀区	哲源科技	2015 年 12 月	小分子药物研发（靶点发现、新适应证发现）
4	海淀区	望石智慧	2018 年 7 月	小分子药物研发（化合物筛选、化合物合成）
5	海淀区	深势科技	2018 年 11 月	小分子药物研发（靶点发现、化合物筛选、化合物合成）
6	海淀区	英飞智药	2018 年 12 月	小分子药物研发（化合物筛选、化合物合成、逆合成分析）
7	海淀区	星药科技	2020 年 4 月	小分子药物研发（化合物筛选、化合物合成、逆合成分析）
8	海淀区	百图生科	2020 年 8 月	药物研发（靶点发现）
9	海淀区	康迈迪森	2020 年 9 月	小分子药物研发（化合物筛选）
10	昌平区	亿药科技	2018 年 7 月	小分子药物研发（靶点发现、化合物筛选）
11	昌平区	星亢原	2018 年 8 月	大分子药物研发，多特异性分子药物研发
12	朝阳区	超维知药	2020 年 5 月	小分子药物研发（靶点发现、化合物筛选、化合物合成）
13	北京经济技术开发区	深度智耀	2017 年 9 月	小分子药物研发（化合物筛选、化合物合成）

数据来源：公开信息

license out 典型案例

2021 年 1 月 12 日，百济神州与诺华宣布两家公司就抗 PD-1 抗体药物替雷利珠单抗达成许可合作协议。根据协议条款，百济神州获得授权金额累计将达 22 亿美元。

2021 年 7 月 12 日，诺诚健华、渤健宣布两家公司就 BTK 抑制剂奥布替尼达成许可及合作协议。根据协议条款，诺诚健华获得授权金额累计将达 9.4 亿美元。

目前，北京 AI 药物早期的研发公司主要成立于 2015~2020 年，创始人大多具有知名院校背景，如美国麻省理工大学、英国剑桥大学、清华大学、北京大学等，科研团队主要由信息技术、物理、化学、生物等领域专业人才构成，"前沿""创新"属性明显。从领域来看，主要从事小分子药物研发，涉及靶点发现、化合物筛选、化合物合成、逆合成分析、新适应证发现等环节。除药物研发外，深势科技、星亢原等 AI 公司在多尺度模型构建、深度学习等底层技术研究方面同样有相当比例的业务布局，有望进一步优化 AI 与医药融合场景。从地理分布来看，绝大多数公司分布在北京北部，尤其是海淀区，充分体现了信息技术产业优势。

针对药物研发早期阶段的各个关键环节，涌现出不同专业优势的 AI 企业。总的来说，目前行业尚处于早期发展阶段，整体集中度不高，初步呈现出精细化的发展态势。

3.1.3 创新品种布局紧扣前沿

北京生物医药企业创新热度不减，在《行动计划（2018—2020年）》的推动下，北京市获批上市创新药、创新医疗器械数量不断增加，多款创新性产品获批临床试验、进入国家医疗器械审评创新通道；诺诚健华、百济神州等公司优质项目通过授权开发"license out"模式走出国门。北京创新品种的研发水平获国际认可。

> ➤ 创新药

2018~2021年6月，北京新增上市创新药7个（全国34个），其中2020年以来数量骤增（表3-7）。2款新冠病毒灭活疫苗成为国内新冠疫苗供应主体（详见3.1.4）。此外，经典名方清肺排毒颗粒也获得国家药监局上市许可，彰显北京生物医药企业的强大研发实力。

表3-7 北京市新增创新药（2018~2021年6月）

序号	产品名称	上市许可持有人/生产单位	批准日期
1	罗沙司他胶囊	珐博进（中国）医药技术开发有限公司	2018/12/17
2	盐酸可洛派韦胶囊	北京凯因格领生物技术有限公司	2020/2/11
3	苯环喹溴铵鼻喷雾剂	银谷制药有限责任公司	2020/3/17
4	桑枝总生物碱片	北京五和博澳药业有限公司	2020/3/17
5	奥布替尼片	北京诺诚健华医药科技有限公司	2020/12/25
6	新型冠状病毒肺炎灭活疫苗（Vero细胞）	北京生物制品研究所有限责任公司	2020/12/30
7	新型冠状病毒灭活疫苗（Vero细胞）	北京科兴中维生物技术有限公司	2021/2/6

数据来源：国家药品监督管理局

新冠病毒诊断检测试剂

在新冠肺炎疫情防控工作中，京企研发的9款诊断检测试剂获批上市，并驰援国际疫情防控，技术原理涵盖核酸检测、抗原检测、抗体检测。

新冠肺炎疫情蔓延下的中医药经典传承

2021年3月2日，国家药品监督管理局通过特别审批程序应急批准中国中医科学院中医临床基础医学研究所的清肺排毒颗粒上市。清肺排毒颗粒由汉代张仲景所著《伤寒杂病论》中的多个经典方剂优化组合而成，经武汉抗疫临床一线众多院士专家筛选后使用，在治疗新冠肺炎中显示优异疗效。此外，聚协昌药业传承经典名方研发而出的创新中成药"金花清感颗粒"被推荐进入《新型冠状病毒诊疗方案》，被列为有明显疗效的"三药三方"。

> 创新医疗器械

自 2014 年国家药监局发布的《创新医疗器械特别审批程序》正式施行以来，北京共研发产出 27 个创新医疗器械品种获批上市，为全国第一，上海（21 个）、广东（19 个）分别居于第二位、第三位。2018~2021 年 6 月，北京进入国家创新医疗器械通道并获批上市的品种 14 个（全国 78 个），居于国内领先地位。2020年 1 月至 2021 年 6 月，冠脉血流储备分数计算软件、髋关节镀膜球头等 6 款产品上市（表 3-8）。

表 3-8　北京市新增通过创新通道获批上市的医疗器械（2018~2021 年 6 月）

序号	产品名称	申请单位	公示日期
1	丙型肝炎病毒核酸定量检测试剂盒(PCR 荧光探针法)	北京纳捷诊断试剂有限公司	2018/4/20
2	全自动化学发光免疫分析仪	北京联众泰克科技有限公司	2018/8/11
3	植入式骶神经刺激电极导线套件	北京品驰医疗设备有限公司	2018/9/28
4	植入式骶神经刺激器套件	北京品驰医疗设备有限公司	2018/9/28
5	神经外科手术导航定位系统	华科精准（北京）医疗科技有限公司	2018/12/21
6	生物可吸收冠状动脉雷帕霉素洗脱支架系统	乐普（北京）医疗器械股份有限公司	2019/2/22
7	左心耳闭合系统	北京迈迪顶峰医疗科技有限公司	2019/4/30
8	无创血糖仪	博邦芳舟医疗科技（北京）有限公司	2019/8/26
9	冠脉血流储备分数计算软件	科亚医疗科技股份有限公司	2020/1/14
10	RNF180/Septin9 基因甲基化检测试剂盒（PCR 荧光探针法）	博尔诚（北京）科技有限公司	2020/4/28
11	髋关节镀膜球头	中奥汇成科技股份有限公司	2020/8/20
12	冠脉 CT 造影图像血管狭窄辅助分诊软件	语坤（北京）网络科技有限公司	2020/11/3
13	一次性使用电子输尿管肾盂内窥镜	北京北方腾达科技发展有限公司	2021/3/16
14	周围神经套接管	北京汇福康医疗技术股份有限公司	2021/4/30

数据来源：国家药品监督管理局医疗器械技术审评中心

目前北京还有一批已被纳入创新通道的产品正在开展临床研究，未来获批上市后，将进一步补充完善北京创新医疗器械产品梯队。2020 年，在国家药品监督管理局医疗器械审评中心新增进入创新通道的 51 个创新医疗器械中，共有 13 个品种来自北京（表3-9），领先于江苏（9 个）、广东（6 个）、上海（5 个）等省市。

表 3-9　2020 年北京市新增进入创新通道的医疗器械

序号	产品名称	上市许可持有人/生产单位	批准日期
1	金属 3D 打印胸腰椎融合体	北京爱康宜城医疗器材有限公司	2020/4/2
2	多分支人工血管覆膜支架系统	北京华脉泰科医疗器械有限公司	2020/4/16
3	金属 3D 打印骶骨融合体	北京爱康宜城医疗器材有限公司	2020/5/7
4	颅内动脉瘤血流导向装置	艾柯医疗器械（北京）有限公司	2020/11/3
5	眼底照片眼底疾病辅助诊断软件	北京致远慧图科技有限公司	2020/6/29
6	医用中子治疗系统	北京凯佰特科技股份有限公司	2020/8/19
7	非球面衍射型多焦人工晶状体	爱博诺德（北京）医疗科技股份有限公司	2020/8/19
8	耳鼻喉双源锥形束计算机机体层摄影设备	北京朗视仪器有限公司	2020/9/16
9	口腔种植手术导航定位系统	雅客智慧（北京）科技有限公司	2020/9/30
10	骨科手术导航定位系统	北京天智航医疗科技股份有限公司	2020/11/2
11	三分支型主动脉覆膜支架及输送系统	北京天助瑞畅医疗技术有限公司	2020/11/2
12	内窥镜手术系统	北京术锐技术有限公司	2020/11/19
13	神经外科导航定位系统	华科精准（北京）医疗科技有限公司	2020/11/19

数据来源：国家药品监督管理局医疗器械技术审评中心

人工智能作为新一代信息技术的前沿领域，在医疗器械领域应用愈发广泛，已成为全行业关注的热点和焦点，北京依托科技资源优势，在人工智能医疗器械领域领跑全国。自 2020 年第一款产品获批以来，截至 2021 年 12 月底，全国共有 21 款人工智能医疗器械获批，其中 8 款来自北京企业（表3-10），数量居全国首位，领先于上海（5 款）、浙江（4 款）、广东（3 款）等地。

3.1.4　新冠肺炎疫情防控亮点频现

2020~2021 年，面临新冠肺炎疫情大考，北京在国家的指导和支持下，充分

2021年7月8日，国家药品监督管理局正式发布《人工智能医用软件产品分类界定指导原则》，明确人工智能医用软件的界定、分类和监管原则。

发挥科技、卫生、药监各相关部门协同联动的工作机制优势，在前期产业创新积累基础上，全面开展针对新冠肺炎疫情的科研攻关，疫苗、药物、诊断试剂产出领跑国内、比肩国际。

表3-10　北京市人工智能医疗器械产品（2020~2021年）

序号	产品名称	公司
1	冠脉血流储备分数计算软件	科亚医疗科技股份有限公司
2	冠脉CT造影图像血管狭窄辅助分诊软件	语坤（北京）网络科技有限公司
3	肺结节CT影像辅助检测软件	推想医疗科技股份有限公司
4	肺炎CT影像辅助分诊与评估软件	推想医疗科技股份有限公司
5	骨折X射线图像辅助检测软件	慧影医疗科技（北京）有限公司
6	糖尿病视网膜病变眼底图像辅助诊断软件	北京致远慧图科技有限公司
7	肺炎CT影像辅助分诊及评估软件	北京安德医智科技有限公司
8	肺炎CT影像辅助分诊及评估软件	语坤(北京)网络科技有限公司

数据来源：国家药品监督管理局医疗器械技术审评中心

> 疫苗：积极落实国家战略，推动疫苗研发、生产和供应

在北京新冠肺炎疫情防控工作领导小组下设疫苗研发工作组、疫苗接种组织协调工作组。全面布局国家部署的5条技术路线，筛选支持灭活疫苗、重组蛋白疫苗、减毒流感载体疫苗、mRNA疫苗、腺病毒载体疫苗等重点项目，通过对接国家部委、北京市相关区及有关委办局，在推动毒株转运、临床前研究、协调临床资源、保障生产车间建设、审批审评、国际临床试验等关键环节给予重点支持。

国家布局的5条技术路线中，北京市重点聚焦服务和支持了4条主要技术路线共13个项目，由专班跟进服务，均已取得积极进展（表3-11）。截至2021年12月底，在全球137个进入临床阶段的疫苗候选项目中，中国有25个，其中北京研发品种13个；国内4个附条件上市的疫苗中，3个来自北京研发，分别为军事医学研究院陈薇院士牵头研发的腺病毒载体疫苗、科兴中维公司和北京生物制品研究所有限责任公司的新冠肺炎灭活疫苗，2款灭活疫苗还先后纳入了WHO的紧急使用清单（EUL）（截至2021年12月底，该清单共纳入10款新冠病毒疫苗），获得了国际认可；国内3个正在紧急使用的疫苗中，有2款为北京研发，

疫苗作为用于健康人的特殊产品，对疫情防控至关重要，对安全性的要求也是第一位的。要加快推进已有的多种技术路线疫苗研发，同时密切跟踪国外研发进展，加强合作，争取早日推动疫苗的临床试验和上市使用。要推进疫苗研发和产业化链条有机衔接，加快建立以企业为主体、产学研相结合的疫苗研发和产业化体系，建立国家疫苗储备制度，为有可能出现的常态化防控工作做好周全准备。

——习近平

分别为北京民海生物（康泰生物子公司）研发的灭活疫苗、中国科学院微生物研究所与安徽智飞龙科马合作研发的重组蛋白疫苗。

表 3-11 截至 2021 年 12 月北京研制获批新冠病毒疫苗项目

序号	研发单位	技术路线	获批/临床研发情况
1	北京科兴中维生物技术有限公司	灭活疫苗	附条件上市
2	北京生物制品研究所有限责任公司	灭活疫苗	附条件上市
3	中国人民解放军军事科学院军事医学研究院/康希诺生物股份公司	腺病毒载体疫苗	附条件上市
4	中国科学院微生物研究所/安徽智飞龙科马生物制药有限公司	重组蛋白疫苗	紧急使用
5	北京民海生物科技有限公司（深圳康泰生物制品股份有限公司全资子公司）	灭活疫苗	紧急使用

数据来源：北京市科学技术委员会、中关村科技园区管理委员会

依托科技、卫生、药监部门联动工作机制，全面推动新冠疫苗的生产、供应。积极落实国家战略，率先组织疫苗紧急使用、大规模接种工作，推动建立首都免疫屏障。

➤ 诊断试剂：多部门协同推动，加快产品研发攻关

由中国食品药品检定研究院牵头，联合佑安医院、地坛医院、解放军总医院，以及北京金沃夫、热景生物、新兴四寰等科技企业，共同搭建"新冠肺炎诊断试剂科技攻关技术平台"，聚焦核酸检测、免疫监测等临床急需技术，在临床试验样本协调、注册检验等方面予以重点支持。推动产出检测速度快、精准度高且高通量、多病毒联检等可满足不同临床需求的诊断产品及可用于紧急危重病人的救治监护设备，此外，针对核心部件或关键原料也进行重点支持。

截至 2021 年 12 月底，北京共计 9 个新冠诊断检测试剂（表 3-12）产品获批上市，数量居全国第一，包括卓诚惠生和金豪制药的核酸检测试剂盒，以及新兴四寰 IgM 抗体检测试剂盒等。此外，北京还涌现出了一批创新性较高的检测产品，如清华大学白净卫团队的快速核酸检测产品和郭永团队的核酸定量检测产品，应用潜力巨大。

"新冠肺炎诊断试剂科技攻关技术平台"为"北京市新冠肺炎应急科研专项"重点支持项目之一，由北京市十余家课题承担单位合作攻关，目标是通过全面整合资源，提高相关机构的应急保障能力，提升相关企业的质量体系建设，推动研发高质量应急产品速度，助力研发产品尽快获批上市，保障应急防控所需。

表 3-12　截至 2021 年 12 月北京获批新冠病毒诊断试剂产品

序号	研发单位	获批/临床研发情况	原理	批准文号
1	北京卓诚惠生生物科技股份有限公司	新型冠状病毒 2019-nCoV 核酸检测试剂盒	荧光 PCR 法	国械注准 20203400179
2	北京金豪制药股份有限公司	新型冠状病毒 2019-nCoV 核酸检测试剂盒	荧光 PCR 法	国械注准 20203400322
3	北京新兴四寰生物技术有限公司	新型冠状病毒（2019-nCoV）IgM 抗体检测试剂盒	胶体金法	国械注准 20203400457
4	北京热景生物技术股份有限公司	新型冠状病毒（2019-nCoV）抗体检测试剂盒	上转发光免疫层析法	国械注准 20203400523
5	北京金豪制药股份有限公司	新型冠状病毒（2019-nCoV）IgM/IgG 抗体检测试剂盒	量子点荧光免疫层析法	国械注准 20203400536
6	北京纳捷诊断试剂有限公司	新型冠状病毒 2019-nCoV 核酸检测试剂盒	荧光 PCR 法	国械注准 20203400537
7	北京华大吉比爱生物技术有限公司	新型冠状病毒（2019-nCoV）IgM/IgG 抗体检测试剂盒	酶联免疫法	国械注准 20203400567
8	北京新兴四寰生物技术有限公司	新型冠状病毒（2019-nCoV）IgG 抗体检测试剂盒	胶体金法	国械注准 20203400796
9	北京金沃夫生物工程科技有限公司	新型冠状病毒（2019-nCoV）抗原检测试剂盒	乳胶法	国械注准 20203400831

数据来源：国家药品监督管理局

➤ **药物：广泛储备、加速推进创新项目，扩展新冠治疗选择**

在北京新冠肺炎疫情防控工作领导小组下设新药研发工作组，梳理形成重点跟踪药物目录，追踪服务重点新药项目。针对中和抗体研究项目，从协调病例资源、对接动物试验机构、推动成果转化承接等方面全力支持，包括北京大学谢晓亮团队、清华大学张林琦团队、神州细胞谢良志团队、中国科学院微生物研究所严景华团队。同时，积极支持北京生命科学研究所李文辉团队的广谱抗病毒药物等创新品种加快研发，拓宽新冠治疗用药选择。此外积极对接国家新药专班，通过部市联动推动北京创新药尽早上市。

北京在抗体药物研究进度和创新水平方面均居国内领先地位，我国 8 个获批临床的新冠抗体研发团队中 5 个来自北京。2021 年 12 月 8 日，由清华大学张林琦教授领衔研发的我国首款新冠抗体治疗药物获国家药品监督管理局批准，治疗轻型和普通型且伴有进展为重型（包括）高风险因素的成人和青少年（12~17 岁，体重≥40kg）新型冠状病毒（COVID-19）感染患者，其中青少年（12~17 岁，体重≥40kg）适应证人群为附条件批准。

3.2 产业创新生态布局进一步优化

3.2.1 政策体系不断完善

政策环境是创新生态体系构建的重要保障。北京准确把握医药健康产业新阶段，深入贯彻新发展理念，主动融入新发展格局，完善了市级层面顶层把控、产业层面加固支撑、细分领域主动发力、服务支持深度匹配的政策体系，形成了层次清晰、链条完善、多点推动的政策格局（表 3-13），多维度、全方位助推产业发展迈上"新台阶"。

➢ 支撑国家创新战略布局更为有力

根据国家"十四五"发展规划、"两区"发展规划，以及数字经济建设等重大战略部署要求，北京将医药健康产业作为支柱性产业重点推动建设。

《北京市"十四五"时期国际科技创新中心建设规划》

2021 年 11 月，北京市人民政府正式印发《北京市"十四五"时期国际科技创新中心建设规划》，明确指出将医药健康产业作为 "双发动机"之一重点推动建设，要求在创新药、疫苗、高端医疗器械、中医药、数字医疗新业态等领域开展关键核心技术攻关和产品研发。此外，规划还指出将推动数字化赋能产业高质量发展，推动建设医药健康产业集群示范区等重点任务。

《北京市"十四五"时期高精尖产业发展规划》

2021 年 8 月 11 日，北京市人民政府正式印发《北京市"十四五"时期高精尖产业发展规划》，明确指出将重点培育医药健康产业等 4 个千亿级产业集群，要求发力创新药、新器械、新健康服务三大方向，在新型疫苗、下一代抗体药物、细胞和基因治疗、国产高端医疗设备方面构筑领先优势，推动医药制造与健康服务并行发展。北部地区重点布局昌平区、海淀区，南部地区重点布局大兴区、北京经济技术开发区，力争到 2025 年医药健康产业实现营业收入 1 万亿元，其中医药制造达到 4000 亿元，体现了北京推动医药健康产业发展的力度和决心。

表 3-13 北京医药健康产业政策

分类	序号	政策名称
支撑国家创新战略布局	1	《"十四五"北京国际科技创新中心建设战略行动计划》
	2	《北京市"十四五"时期高精尖产业发展规划》
	3	《北京市关于加快建设全球数字经济标杆城市的实施方案》
	4	《国家服务业扩大开放综合示范区和中国(北京)自由贸易试验区建设健康医疗领域工作方案》
	5	《加快科技创新推动国家服务业扩大开放综合示范区和中国(北京)自由贸易试验区建设的工作方案》
	6	《"十四五"时期中关村国家自主创新示范区发展建设规划》
首都医药健康产业发展规划	7	《北京市加快医药健康协同创新行动计划（2018—2020 年）》
	8	《北京市加快医药健康协同创新行动计划（2021—2023 年）》
重点细分领域任务部署	9	《关于加强研究型病房建设的意见》
	10	《北京市促进人工智能与医药健康融合发展工作方案》
	11	《北京市关于加强医疗卫生机构研究创新功能的实施方案（2020—2022 年）》
	12	《关于进一步推进中关村创新医疗器械应用推广的工作方案》
	13	《关于支持中关村医疗器械创新发展的若干措施》
	14	《关于促进中关村国家自主示范区药品医疗器械产业创新发展的若干措施》
	15	《关于加强新型冠状病毒肺炎科技攻关促进医药健康创新发展的若干措施》
	16	《北京市中药产业智能绿色发展示范工程实施方案》
	17	《北京市电子病历、电子医学影像共享建设的工作方案》
	18	《北京市改革完善仿制药供应保障及使用政策的实施意见》
	19	《大兴区促进医药健康产业发展暂行办法》
	20	《中国（北京）自贸试验区科技创新片区昌平组团支持医药健康产业发展暂行办法》
产业配套支持政策	21	《财政支持首都医药健康协同创新发展的若干政策措施》
	22	《财政支持我市医药健康企业生产厂房建设的政策措施》
	23	《北京市医药健康领域引进急需紧缺人才的若干政策措施》

数据来源：北京市科学技术委员会、中关村科技园区管理委员会

《北京市关于加快建设全球数字经济标杆城市的实施方案》

2021 年 7 月 30 日，北京市人民政府正式印发《北京市关于加快建设全球数字经济标杆城市的实施方案》。针对医药健康领域，方案明确指出将推动建设新型数字化健康服务产业，以健康大数据平台和健康 AI 平台为基础，以市民为中心，以网联化医疗资源为支撑，构建健康管理、疾病诊疗、康复保健、养老服务一体贯通的新型健康服务体系。方案还指出，将加快生物与信息技术融合、推动建设跨体系数字医疗示范中心建设工程等。

《国家服务业扩大开放综合示范区和中国(北京)自由贸易试验区建设健康医疗领域工作方案》

2021 年 1 月 18 日，中国（北京）自由贸易试验区（国家服务业扩大开放综合示范区）工作领导小组健康医疗协调工作组正式印发《国家服务业扩大开放综合示范区和中国(北京)自由贸易试验区建设健康医疗领域工作方案》。方案明确：到 2021 年底，社会办医疗机构配置乙类大型医用设备实行告知承诺制，"互联网+医疗健康"创新发展，国际医疗服务水平不断提升，养老服务体系建设土地供给政策更加完善，中医药服务出口和服务贸易、跨境电子商务零售进口药品试点、进口非特殊用途化妆品备 5 案管理持续推进，对临床急需且我国尚无同品种产品获准注册的医疗器械优先进行审批。国际研究型医院和市级研究型病房建设取得积极进展，在开展去中心化临床试验、适度放宽医药研发用小剂量特殊化学制剂的管理、加速研发用材料试剂设备通关等方面先行先试，建设一批国际合作产业园区，支持医疗器械创新北京服务站和人类遗传资源服务站在京内开展业务，提高审批效率。

《加快科技创新推动国家服务业扩大开放综合示范区和中国(北京)自由贸易试验区建设的工作方案》

2021 年 1 月 20 日，北京市科学技术委员会、中关村科技园区管理委员会正式印发《加快科技创新推动国家服务业扩大开放综合示范区和中国(北京)自由贸易试验区建设的工作方案》，结合科技领域特点，围绕提升全球创新资源聚集能力、合作共建高端开放创新平台、加快培育高质量发展新动能、积极构建科技创新合作共同体、加快营造世界一流创新生态等多个方面共计列举 15 条基本任务，其中，生物医药、医疗是重点建设领域之一。

《北京市关于加快建设全球数字经济标杆城市的实施方案》基于党中央、国务院关于发展数字经济的决策部署，围绕打造全球领先的数字经济新体系、组织实施标杆引领工程、培育壮大数字经济标杆企业等三个方面制提出了18条具体任务。

《国家服务业扩大开放综合示范区和中国(北京)自由贸易试验区建设健康医疗领域工作方案》基于北京市委市政府关于国家"两区"建设工作的决策部署，根据健康医疗领域的任务分工，从成果转化、医疗保险结算、互联网医疗、中医诊疗等多个方面共计列举20条基本任务，推动健康医疗领域进一步扩大开放。

《"十四五"时期中关村国家自主创新示范区发展建设规划》

2021 年 11 月 29 日，中关村科技园区管理委员会正式印发《"十四五"时期中关村国家自主创新示范区发展建设规划》，规划强调了生物健康产业在中关村发展中的战略地位，并从前沿技术布局、成果转化、项目孵化等多个角度提出任务，包括加强关键核心技术攻关，力争突破科学试验用仪器设备、医用设备、高端医疗器械、生物医用材料等"卡脖子"技术难题，加快实现产业自主可控。支持前沿引领技术创新，加强生物医药、新型疫苗、靶向给药、免疫治疗、智能医疗器械等生物医药技术研发。支持开展脑科学与类脑研究、基因编辑、干细胞与再生医学、单细胞多组学、合成生物科技、生物育种等生命科技研究颠覆性技术创新。加强科技成果转化，发挥医疗器械工程化平台、生物样本库、生物相容性评价平台等技术平台作用，建设细胞和基因治疗、生物药、重组蛋白药物中试生产平台、AI创新药孵化平台等。布局前瞻产业，加快发展基因编辑、合成生物学、生物制造等未来生命健康产业。

> ➤ 首都医药健康产业发展"一张蓝图绘到底"

在国家系列重大战略部署下，作为北京高精尖产业发展的"双发动机"之一，医药健康产业率先出台了《行动计划（2018—2020 年）》，明确针对前沿、临床、产业的多方面提出若干工作任务，既是对产业发展要素的回顾性总结，也是对未来产业发展方向的前瞻性布局，实施 3 年以来，补齐了平台、空间、园区等短板，配套出台了系列专项政策，产业逐渐呈现良好的发展态势。但是，对标国内外领先地区，还需滚石上山、持续推进，形成高质量发展的惯性和动能。随着《行动计划（2021—2023 年）》的发布，产业继续以市联席会机制为依托，逐渐补齐短板，巩固产业调整转型的良好势头，全面推进医药健康产业高质量发展。

《北京市加快医药健康协同创新行动计划（2021—2023 年）》

2021 年 7 月 22 日，北京市人民政府办公厅正式印发《北京市加快医药健康协同创新行动计划（2021—2023 年）》。据悉，与《行动计划（2018—2020 年）》相比，《行动计划（2021—2023 年）》进一步贴合昌平区、海淀区、大兴区、经济技术开发区等各个产业重点承载区的发展特点，以及企业、医疗机构、院所、园区等创新主体实际需要，相关任务更加聚焦和细化，将加速推动解决产业发展

"要抓住产业爆发式发展的战略机遇期，在当前良好基础上，通过新一轮三年《行动计划》的实施，推动产业高质量发展迈上新台阶。"

——北京市委副书记、市长　陈吉宁

重点、难点问题（图3-3）。

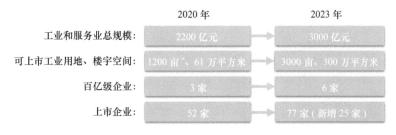

新一轮行动计划发展目标

■ 2023年，北京医药健康产业创新发展继续保持国内领先，产业创新力、竞争力、辐射力全面提升，基本实现国际化高水平集群式发展

	2020年	2023年
工业和服务业总规模：	2200亿元	3000亿元
可上市工业用地、楼宇空间：	1200亩、61万平方米	3000亩、300万平方米
百亿级企业：	3家	6家
上市企业：	52家	77家（新增25家）

■ 引进多层次创新人才不少于1万人　　　　■ 培育2~3家数字医疗标杆企业
■ 创新药和创新医疗器械上市申请90个　　■ 建设1~2家研究型医院

图3-3　《北京市加快医药健康协同创新行动计划（2021—2023年）》目标

《行动计划（2021—2023年）》围绕提升原始创新策源能力、推动临床溢出效应显现、推动产业国际化高质量发展、优化完善产业发展生态、加强重点区域功能布局5个方面部署20项重点任务。

一是提升原始创新策源能力。强化国家战略科技力量；推动生物技术创新突破；建立生物安全创新技术体系。

二是推动临床溢出效应显现。深化改革激发医疗机构科技创新活力；持续提升临床研究与转化能力；全面提升产业发展支撑能力；促进健康信息资源共享开发利用。

三是推动产业国际化高质量发展。培育和促进企业梯队式发展；推动第三方专业服务平台与孵化器建设；持续推进创新药发展和加快医疗器械产业技术创新；加快布局培育数字医疗新业态；强化疫苗产业技术创新和生产体系建设；推动中医药守正创新与传承发展；利用全球资源推进产业国际化发展。

四是完善产业发展生态。强化空间资源配置；加强短缺专业人才引进；大力支持创新产品应用推广。

五是加强重点区域功能布局。激发北部创新引领新动能；打造南部高端制造承载区；推动京津冀协同创新发展。

➢ 细分领域任务，落实更为精细

北京近三年针对医药健康产业不同细分领域的发展出台了《北京市关于加强研究型病房建设的意见》《北京市促进人工智能与医药健康融合发展工作方案》等一系列实施方案，与《行动计划（2018—2020 年）》任务要点相呼应，成为《行动计划（2018—2020 年）》相关任务落实的重要抓手。同时，为强化服务配置，市级部门主动提出针对人才、财政等方面的产业配套服务政策。人才方面，北京市科学技术委员会、中关村科技园区管理委员会对接北京市人才工作局，形成《北京市医药健康领域引进急需紧缺人才的若干政策措施》文件，并按照政策措施和工作流程，启动人才支持工作。财政及标厂建设方面，提出《财政支持首都医药健康协同创新发展的若干政策措施》《财政支持我市医药健康企业生产厂房建设的政策措施》，构建对医药健康领域从研发到成果转化、产业化阶段全链条的全方位资金扶持体系，优化高端医药制造产业空间布局。以高端人才为核心，充分发挥科研项目经费的激励作用；改革行业定额预算管理模式，赋予科研人员更大经费使用自主权，充分释放创新创造活力。修订院所绩效评价指标体系，进一步强化对高水平科研院所支持力度，发挥其行业引领和示范效果。研究探索科研单位科技成果市场定价机制，通过公开竞价、拍卖、披露等方式，促进科技成果转化价格趋向公开、公正和透明。发挥基金引导带动作用，9 支高精尖主题基金聚力推动首都高质量发展。

3.2.2 空间布局持续优化

未来科学城"生命谷"

未来科学城推出了"能源谷""生命谷""高教园"的"两谷一园"建设规划，"生命谷"位于科学城的西南部，中关村生命科学园是"生命谷"的主阵地。

北京市以生物医药产业为核心，以中关村生命科学园、大兴生物医药产业基地、亦庄生物医药产业园为主要承载地，高精尖产业资源和环节进一步向海淀、昌平、大兴重点区域集聚，已基本形成北研发、南制造的"一南一北"产业发展格局。自《行动计划（2018—2020 年）》实施以来，各区为承接产业不断腾退和规划新空间，加快疫苗、细胞治疗、高端医疗器械等标准厂房建设，目前，已开工建设的总面积达 104.4 万 m^2。2018~2020 年，推进落地了阿斯利康北方中心、恒瑞北方总部、艾美疫苗等 42 项重点项目，涵盖高端医疗器械、原创新药、产业孵化平台等，年均落地项目数量和质量均有大幅提高。

> 昌平区

2020 年，昌平区全区医药健康产业收入达 615.8 亿元，占全市总量的 28%；2021 年上半年医药健康产业收入 357.6 亿元，同比增长 27.1%。"十三五"时期，昌平区新建国家和市级重点实验室、工程技术中心 12 个，组建协同创新平台 20 个，支持北京生命科学研究所、北京脑科学与类脑研究中心等新型研发机构建设，国际研究型医院、冷冻电镜实验室等平台相继落地。未来科学城"两谷一园"中"生命谷"集中布局创新药物、高端医疗器械和精准医疗服务，拥有生物医药企业 530 余家。目前，以中关村生命科学园为核心的"生命谷"已成为北京医药健康产业发展的创新引擎。

2021 年 4 月，昌平区政府印发《北京市昌平区国民经济和社会发展第十四个五年规划和二〇三五年远景目标纲要》，特别指出将提升"生命谷"创新能级和发挥医药健康作为主导产业之一的引领作用，将昌平国家实验室、北京自贸区昌平组团等国家战略布局与产业发展相结合，并明确了重点支持领域。

> 海淀区

2019 年[*]，海淀区全区医药制造业总产值 64.3610 亿元，利润总额 19.6691 亿元。海淀区以中关村科学城为代表的产业园区具备丰富的基础研究资源、临床资源及大信息产业基础，在新药原始创新等方面拥有显著的优势。"十三五"时期，形成了"北清路沿线""东升科技园""四季青及周边"三大医疗健康产业集聚区。

2021 年 4 月，海淀区政府印发《北京市海淀区国民经济和社会发展第十四个五年规划和二〇三五年远景目标纲要》，将加快培育医药健康产业作为重点任务之一。提出未来将从"打造生物医药研发竞争优势""加快高端医疗器械创新发展""积极培育健康服务新业态"三个方面入手，面向人民生命健康需求，瞄准大健康产业发展前沿领域，加快创新突破，加快培育新技术、新业态、新产品和新服务，打造医药健康创新策源地和产业新高地。

> 经济技术开发区

2020 年，经济技术开发区（以下简称经开区）生物医药产值 597 亿元，2021

---

[*] 2020 年、2021 年数据正在统计中，此处引用的是 2019 年数据。

年前三季度产值 1413.9 亿元，同比增长 2.1 倍。目前，已形成涵盖生物医药、医疗器械、健康产业等领域的完整产业链，聚集了 1700 余家生物医药企业，包括拜耳、赛诺菲、悦康、同仁堂等本市重点企业。"十三五"期间，产业加速发展，已建立起生物医药技术公共服务平台，为企业提供早期研发验证、中试产品放大、生产、营销等服务。2018 年美国珐博进公司开发的一类新药"罗沙司他"成为首个中国本土孵化和获批的全球首创原研药，体现了我国创新药临床试验体系的进步与成熟，也见证了我国医药创新实力的整体升级。2021 年，北京生物制品研究所成功研制新冠疫苗，并成为当前全国新冠疫苗供应主体之一。目前，正在建设细胞治疗研发中试基地，满足细胞治疗产品从研发到中试及生产的多重需求，促进细胞产业创新集群发展。

2021 年 6 月，经开区出台了《"十四五"时期北京经济技术开发区发展建设和二〇三五年远景目标规划》，提出围绕生命健康打造产业功能区，同时以生物技术和大健康为主导产业，明确了围绕生物医药、医疗器械、大健康三大产业集群推动的重点任务，力争到 2025 年产业集群总规模突破 1200 亿元。

➢ 大兴区

大兴区是北京科技成果转化主承载区，大兴生物医药产业基地是该区医药领域最为典型的专业园区之一。2021 年 1~8 月，基地 66 家规模以上企业累计实现产值 1297 亿元，同比增长 838%；税收 130.9 亿元，同比增长 891%。截至目前，大兴生物医药产业基地占地面积约 22.5km^2，每平方公里产值已接近 50 亿元。引进了费森尤斯卡比、民海生物公司等一批重大项目。科兴中维公司成功研制新冠疫苗，与北京生物制品研究所新冠病毒灭活疫苗同为当前国内接种量最大、获批最早的疫苗。2021 年 9 月，国家发展和改革委员会公布了第二批先进制造业和现代服务业融合发展试点名单，大兴生物医药产业基地入选其中（全国共有 20 个试点区域）。

2021 年 4 月，大兴区政府印发《北京市大兴区国民经济和社会发展第十四个五年规划和二〇三五年远景目标纲要》，特别提出将支持生物医药产业在生物医药基地、临空经济区集中布局，并把医药健康产业作为核心产业，推动做优做专，明确了重点支持领域。

"十四五"时期，在系列政策、措施的推动下，北京将继续以"三城一区"为核心承载区，做大做强医药健康产业。培育以生物医药产业带动大健康制造与服务配套发展的万亿级产业集群，聚焦新药、新器械、新服务等细分产业方向，推进生物医药与健康产业协同发展。

3.2.3 创新内涵不断丰富

> ➤ 人才

北京围绕医药健康产业发展聚集了大量顶尖科学家、专业研究人才及专业技术人才。依据美国斯坦福大学发布的全球前2%顶尖科学家榜单（2020年），全球医药健康领域顶尖专家有60 026人，我国医药健康领域顶尖专家上榜340人，其中北京上榜顶尖科学家92人，位居国内第一，在全国占比27%。在医药健康领域，科学家分布数量最多的前十名细分领域为神经内科与神经外科、肿瘤及癌症学、生物化学与分子生物学、心血管系统与血液学、发育生物学、免疫学、微生物学、内分泌与代谢、普通内科学、药理学与药学等领域，占全部医药健康领域学者的一半以上。上述领域分布的全球学者共33 713人，我国学者233人；其中，北京地区学者58人，国内排名第一，领先上海（41人）、广东（33人）。

北京地区每年生物医药领域高校毕业生逾万人，专业人才队伍总体水平和密度居全国首位。

> ➤ 前沿研究

近年，北京持续强化人才支持，培养有国际影响力潜质的优秀青年人才。通过实施"智源学者计划"及"脑科学科研开放合作计划"，已支持133人；此外，推动生命科学前沿创新培育，遴选顶尖人才及其团队并给予稳定支持，目前已稳定支持了19个团队的创新项目，一批具有国际影响力的生命科学前沿技术得到创新发展（表3-14）。

该榜单由斯坦福大学安尼迪斯教授团队与爱思唯尔（Elsevier）旗下Mendeley Data发布。榜单以Scopus数据库为依据，参考引用次数、H指数（H代表"高引用次数"）等综合指标，同时，根据其"生涯影响力"和"年度影响力"从全球近700万名科学家中遴选出世界排名前2%的科学家14万人，分为22个领域和176个细分子领域。

表 3-14　北京市生命科学前沿创新培育方向（共两批）

序号	批次	前沿领域	承担机构	学术带头人
1	第一批	免疫记忆机制与神经调控	清华大学	祁海
2	第一批	早期胚胎基因组启动与异常发育相关研究	清华大学	颉伟
3	第一批	T 细胞在炎症与肿瘤疾病中的调控和功能研究	清华大学	董晨
4	第一批	人类生殖系细胞图谱及其医学应用研究	北京大学	汤富酬
5	第一批	神经调质特异的荧光探针的开发和应用	北京大学	李毓龙
6	第一批	高通量基因组编辑技术发展及其在癌症药物靶点筛选的应用研究	北京大学	魏文胜
7	第一批	自噬在神经退行性疾病中的作用	中国科学院生物物理研究所	张宏
8	第一批	促进小分子药物研发的天然产物及合成方法研究	北京生命科学研究所	李超
9	第一批	哺乳动物睡眠的分子调控机制	北京生命科学研究所	刘清华
10	第二批	利用单细胞基因组学研究转录因子在基因组上的组合调控	北京大学	谢晓亮
11	第二批	免疫治疗的耐药性机制和分子标志物以及新冠肺炎的免疫特性分析	北京大学	张泽民
12	第二批	微量核酸高精度定量和测序新技术研发	北京大学	黄岩谊
13	第二批	赋能超时空分辨生物成像的共性探针技术研究	北京大学	陈知行
14	第二批	大脑功能单元组装和运行机制研究	清华大学	时松海
15	第二批	迁移体在肿瘤免疫中的功能研究	清华大学	俞立
16	第二批	染色质高级结构与表观遗传调控机制研究	中国科学院生物物理研究所	李国红
17	第二批	基于深度学习的量子力学能量打分方法的开发和应用	北京生命科学研究所	黄牛
18	第二批	II 型免疫应答中的先天免疫识别机制研究	北京生命科学研究所	徐墨
19	第二批	靶向蛋白降解的分子胶水的发现和应用	北京生命科学研究所	韩霆

数据来源：北京市科学技术委员会、中关村科技园区管理委员会

科研团队加大科研攻关力度，在各自领域相继取得突破性进展：北京生命科

学研究所李超-首次完成新型抗生素- Kibdelomycin（自然界最强的细菌 II 型拓扑异构酶抑制剂）的合成，为解决细菌耐药性提供了非常可行且有效的手段。中国科学院生物物理研究所张宏首次建立了以线虫为模式生物的多细胞生物自噬研究体系，进行自噬分子机制及调控机理的研究。北京大学魏文胜首次提出了采用"环形 RNA"（circRNA）技术作为 RNA 疫苗的设计路线，突破了现有 mRNA 疫苗的国际技术壁垒，同时解决了现有 mRNA 疫苗的热稳定性差的问题，目前已获得高效、热稳定的 circRNA 的候选新冠疫苗。

北京持续对行业顶尖人才及其优秀团队给予支持，有望产出更多的前沿突破性创新成果。

北京地区研究人员获得的科学大奖

2020 年何梁何利奖

科学与技术进步奖"医学、药学奖"6 位获得者中，有 3 位来自北京，分别为北京大学肿瘤医院季加孚、中国医学科学院肿瘤医院徐兵河、中国医学科学院北京协和医院朱兰。

科学与技术进步奖"生命科学奖"由北京大学分子医学研究所的程和平摘得。

2020 年科学探索奖

生命科学领域 5 位获得者中，有 1 位北京学者——清华大学朱听。

2020 年求是杰出科学家奖

生命科学与医学领域 3 名获得者中，有 2 名来自北京，分别为北京脑科学与类脑研究中心李莹和清华大学闫创业。

2020 年巴鲁克•布隆伯格奖

北京生命科学研究所、清华大学生物医学交叉研究院李文辉研究员成为我国首位巴鲁克•布隆伯格奖获得者，系全球乙肝研究和治疗领域最高奖。

➤ 机构创新

北京市持续探索科技体制改革，在充分借鉴北京生命科学研究所机制体制改革经验的基础上，积极促进北京脑科学与类脑研究中心、全球健康药物研发中心、北京干细胞与再生医学研究院等探索创新科技体制，致力于产出前瞻性基础研究、引领性原创成果重大突破。另外，北京智源人工智能研究院、北京微芯区块链与边缘计算研究院等新一代信息技术领域新型研发机构也在医药健康领域进行跨界发展的探索。

医药健康领域

北京生命科学研究所

北京生命科学研究所是北京科研体制改革的"试验田"，该研究所采取理事会领导下的所长负责制，引用国际公开招聘的制度聘任研究所所长及实验室主任，由研究所所长指派或聘任辅助中心主任。研究所在生命科学多个重要领域进行原创性研究，包括多种人类致病细菌、病毒和衣原体感染机制、动物社会行为的神经基础等，同时培养科研人才，探索新的科研运作机制。目前，有包括王晓东、邵峰、罗敏敏等在内的几十名 PI，相关配套有 26 个实验室和 12 个科研辅助中心。此外，还涌现出一大批颇有建树的明星青年学术带头人，其中多人获得各项奖项，如 HHMI 国际青年科学家奖、国际蛋白质学会青年科学家奖等殊荣。

北京脑科学与类脑研究中心

北京脑科学与类脑研究中心是北京市政府联合中国科学院、北京大学、清华大学等 7 家联合共建单位，实施理事会领导下的主任负责制。中心现有 24 个实验室，研究方向包括基础神经生物学、行为的神经环路基础、脑认知相关重大疾病、脑影像和神经计算模型等，技术中心提供光学成像、仪器仪表、生物信息、病毒载体、遗传操作、转化研究、药物化学、多组学分析、高性能计算，以及动物繁育方面的专业支持和新技术开发。目前，已正式引进 16 名 PI，包括 4 名外籍学者：诺贝尔委员会委员 Carlos Ibanez（与北京大学联合聘任）、剑桥大学研究员 Magdalena J. Koziol、美国宾夕法尼亚大学研究员 Joji Tsunada、洛克菲勒大学研究员 Christophe Dupre。

北京干细胞与再生医学研究院

北京干细胞与再生医学研究院是由北京市和中国科学院合作共建的新型研发机构，依托中国科学院干细胞与再生医学创新研究院建设，实行理事会领导下的院长负责制。该研究院自 2020 年 9 月成立至今，面向干细胞与再生医学领域的重大前沿科学问题和共性关键技术需求，从基础研究、临床应用转化、科教基础设施建设等方面都取得了较大进展。基础研究方面，首次揭示了长寿蛋白 SIRT3 调控人间充质干细胞衰老的新作用及新机制；首次建立了人胎盘滋养层细胞中 O-GlcNAc 修饰蛋白数据库并发现新修饰位点，多项成果均位于国际领先地位。

2020~2021年9月，北京生命科学研究所以通讯作者单位发表SCI论文72篇，年平均影响因子11.7，在《自然》《科学》《细胞》三大国际顶尖科学刊物上共发表论文4篇。2020~2021年6月，共获得专利授权23项。

近期，北京干细胞与再生医学研究院与北京泽辉辰星生物科技有限公司达成战略合作，授权泽辉辰星进行"M类细胞制备技术"的开发研究，截至2021年8月，该品种针对新冠肺炎引起的急性呼吸窘迫综合征适应证研究已进入Ⅱ期临床阶段。

国家干细胞资源库稳定运转,目前库中已有350株干细胞系。临床应用转化方面,正在与8家医疗机构开展合作,开展针对人胚干细胞治疗不同适应证的临床试验。

全球健康药物研发中心

全球健康药物研发中心是国内科技领域首个采用政府和社会资本合作(public private partnership,PPP)模式的民办非企业单位,参照国际顶尖药物研发机构运营管理模式,主要针对结核病、疟疾、寄生虫感染、腹泻等发展中国家常见疾病开展研究工作。目前,全球健康药物研发中心已搭建多个关键药物研发平台,包括药物化学平台、先导化合物发现、高通量筛选平台、人工智能药物研发平台,与清华大学合作建设的结构生物学平台,以及药代动力学平台和动物实验室平台。该中心拥有一支近百人的高水平、国际化的研发和运营团队(近50名全职博士),与40余家国内外顶尖科研院所(如哈佛大学、博德研究所、斯克利普斯研究所等)、制药企业(如葛兰素史克、卫材、药明康德等)、疾病联盟(如结核病联盟、疟疾药品事业会、冠状病毒药物研发联盟等)在不同领域建立合作,同时作为唯一亚洲成员单位加入欧洲最大的冠状病毒药物研发联盟。目前,该中心通过自主开发或联合全球顶尖机构和企业,针对结核病、疟疾、包虫病、环境型肠道功能障碍、乙肝及新冠病毒肺炎6大疾病领域开展了15个研发项目,多个项目已推进至先导优化阶段。

跨领域

北京智源人工智能研究院(以下简称智源研究院)、北京微芯区块链与边缘计算研究院(以下简称微芯研究院),是在科技部和北京市委市政府的指导和支持下,由北京市科学技术委员会、海淀区政府共同推动建设的两家新型研发机构,先后于2018年、2019年成立。自成立以来,两家新型研发机构依托各自领域的前沿技术优势及创新高效的运行机制,为包括医药健康产业在内的传统领域提供创新技术加持和融合赋能。

在医药健康领域,智源研究院开发的一系列基于AI技术的前沿创新成果,可具体应用到蛋白质折叠预测、新型药物快速研发、基因测序等医药健康关键领域,将为产业提质增效提供有效解决路径。2020年,智源研究院联合晶泰科技(北京AI医药研发重点企业)举办药物AI专业大赛,旨在推动医药研发数据共享,提升研究人员的专业水平。微芯研究院基于区块链技术搭载新型

近期,药物研发中心针对新冠病毒的3CL蛋白酶开发了一款口服小分子药物,现已确定了两种先导化合物,具有更优越的体外药效活性(高于美国辉瑞公司开发的Paxlovid 5～10倍),将于今年底前确定临床前候选药物,进入GLP及临床申报实验阶段,预计明年下半年进入临床试验。

传感器实现对人、疫苗和冷链设备的全面管理。2020 年，其开发的连续智能测温超微芯片被应用于冷链食品追踪等新冠肺炎疫情防控关键环节；利用区块链技术实现电子病历信息的弱中心化，帮助各级医院更加高效地进行病历流转；通过区块链将物流、药品及发票信息上链，记录药品由生产到销售的全流程，保证药品的真实性。

3.2.4 服务能力加速提升

北京市关注加强园区和专业孵化能力建设，围绕产业链，推动重点技术平台全链条覆盖：充分利用园区技术、资金、人才等资源，以促进成果转移转化，围绕"一南一北"空间布局，已形成多个产业集聚区。通过园区试点建设专业孵化器，在高等院校、科研院所、医疗机构集中区域布局新建一批专业孵化器，完善专业服务体系。围绕产业链布局了包括合同研究组织（contract research organization, CRO）服务在内的第三方服务企业和相关平台，并针对生物药研发和生产代工、化学高端制剂生产代工平台不断发力，进一步完善产业孵化能力。

园区方面（表 3-15）。近 3 年，在市区两级支持下，产业用地供给和空间腾退加快，一批重点项目在各园区落地；中关村生命科学园三期规划、供地、建设拟于近期启动，产业承载能力进一步提升；原苏州生物医药产业园负责人刘毓文团队组建中关村生命科学园国际专业化运营公司，园区的专业服务能力不断强化。

表 3-15 北京生物医药特色园区（部分）

序号	园区名称	所处区域	功能定位与特色
1	中关村生命科学园	昌平区	前沿创新
2	亦庄生物医药园	北京经济技术开发区	早期孵化
3	中关村高端医疗器械产业园	大兴区	医疗器械
4	中关村生物医药园	海淀区	早期孵化
5	汇龙森产业科技园	北京经济技术开发区	早期孵化、中药、智能硬件
6	中关村东升科技园	海淀区	高端研发
7	北大医疗产业园	昌平区	中试

数据来源：北京市科学技术委员会、中关村科技园区管理委员会

大兴国际机场临空经济区将打造接轨世界的国际生命健康社区

北京大兴国际机场临空经济区依托"临空区+自贸区"的双重优势，拟建设国际生命健康社区，聚焦细胞和基因技术研发等产业，重点建设精准医疗核心区、医研产业区、医造产业区三大产业组团，打通从研发、生产到应用的整个链条。医药创新及数字化方面，依托智能数字基础设施，建立健康"数智大脑"国家战略资源库，为医院运营、临床决策、医药研发和健康管理、原药创新提供解决方案并在医造区实现成果转化与量化生产，最终进入精准医疗区开展临床测试与应用。产业与生活空间方面，吸引生命健康领域的研创人才、国际医学人才、医疗服务人才，创造高精尖和国际化产业人才宜居宜业高地。

孵化器方面。近3年，试点专业孵化器，面向国际遴选运营管理机构，并积极推广试点经验，百放孵化器、新生巢创新中心、北京飞镖加速器、水木未来结构解析孵化器、寻济制剂技术平台、水木医疗技术平台等，一批高水平专业平台及孵化器在京落地（表3-16）。

表3-16　北京生物医药特色孵化器（部分）

序号	孵化器	所处区域	基本介绍	功能定位与特色
1	百放孵化器	海淀区	公司成立于2018年，主要从事原创新药的孵化。拥有4000多平方米实验室及专业团队，通过与顶尖院校教授、医生、科学家紧密合作，共享权益，推动搭建科研成果向新药转化的平台，形成"百放模式"	原创新药
2	新生巢创新中心	昌平区	公司成立于2019年，主要从事生物医药领域产业运营服务，针对科学家和创业者需求，建设载体平台、打通资金渠道、完善互动信息库，推动成果转化、企业孵化及产业集聚等	医药健康
3	北京飞镖加速器	昌平区	公司成立于2021年，主要从事生物医药创新加速器的运营和管理，服务于生物医药初创企业，将打造一个集研发中心、加速转化和早期孵化为一体的生命健康科技创新综合体	创新孵化、研发服务
4	水木未来结构解析孵化器	昌平区	公司成立于2017年，主要从事临床前新药研发加速服务。公司依托清华大学自主研发的革命性结构解析方法学与AI技术，拥有专业的生命科学专家技术团队，为制药公司及生命科技公司提供新药靶点验证、化合物库筛选、先导化合物发现，以及治疗性抗体研发等综合性技术服务	新药研发
5	清华工研院细胞与基因治疗创新中心	昌平区	平台启动于2020年，主要从事细胞与基因治疗创新药物研发，关键技术研究、核心工艺研发、中试生产，以及创新药创业企业孵化，推进细胞与基因治疗技术的发展和应用	细胞与基因治疗

数据来源：北京市科学技术委员会、中关村科技园区管理委员会

产业服务平台方面。由于创新药物开发涉及生物、化学、药剂、药效、药代、药动、毒理、分析、临床、信息情报学等多个专业学科，涵盖药物探索、临床前研究、临床试验、上市后评价等多项环节，由此衍生了不同的第三方服务需求。随着医药健康产业的不断发展，逐步形成了包括化合物设计与合成、晶型研究、生物信息测序服务、计算机辅助设计、蛋白质结构解析、药理药效研究、动物实验及安全性评价、模式动物、临床统计与管理等技术服务模式和相关平台（图3-4）。

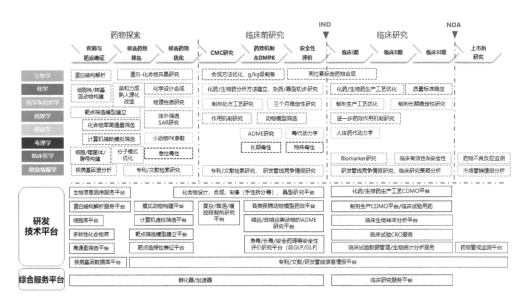

图 3-4　医药研发创新链关键技术平台

北京现已基本完成全链条平台布局，2020年依托平台体系优势对新冠肺炎疫情的科技防控作出了重要贡献。近年，北京已有多家具有代表性的第三方服务平台型公司（表3-17）落地，不断提升生物药研发和生产代工，以及化学高端制剂平台服务水平。

3.2.5　资金链条日渐完善

北京市已初步构建了培育创新多元化的融资体系，以自然科学基金、医药健康及相关领域的重大科技专项为代表的早期支持，推动产业在前沿创新方面不断产出；接续科技创新基金带动，高效串接成果转化；在市场化阶段，来自市场、政府的资本有序引导，加速创新项目孵化，推动企业融资、上市。

表 3-17　北京生物医药第三方服务平台（部分）

序号	孵化器	所处区域	基本介绍	功能定位与特色
1	寻济制剂技术平台	海淀区	成立于 2019 年，主要从事新药研发企业制剂和递送方面技术服务；同时以药物递送为基础，开发具有自主知识产权的创新药	制剂和药物递送
2	水木医疗"医疗器械工程化+检验认证注册+CRO"平台	经济技术开发区	成立于 2017 年，主要从事医疗器械产业全流程服务。建设布局了检测实验室、配套研发团队，并拥有医疗器械电磁兼容检测平台、电气安全检测平台、可靠性检测平台、包装测试平台、软件检测平台和体外诊断产品检测平台。目前，公司业务范围以有源类医疗器械和体外诊断试剂为主	医疗器械产业服务
3	昭衍生物	经济技术开发区	成立于 2018 年，主要从事生物制药领域临床前服务。在中美两地布局了研发生产基地，拥有细胞株构建、可开发性研究、工艺放大优化、质量研究、中试及商业化生产等核心技术。目前，在北京市的推动下正在建设 10 万升代工厂房	生物制药领域临床前服务
4	昭衍新药	经济技术开发区	成立于 1995 年，主要从事药理毒理学等新药评价相关服务。已建立从药物立项、药物筛选、药效学研究、药代动力学研究、临床前安全性评价、临床试验及药物申报的一站式外包服务能力	药理毒理学等新药评价
5	康龙化成	昌平区	平台启动于 2003 年，主要从事医药研发外包服务。主营业务涉及新药研发临床前全流程，包括化学、生物、药物代谢及药代动力学、药理和毒理等各个领域	医药研发外包

数据来源：北京市科学技术委员会、中关村科技园区管理委员会

➤ 政府主导基金多点聚力

北京市自然科学基金

北京市自然科学基金（以下简称自然基金）设立于 1990 年 10 月 30 日，采取宏观引导、自主申请、平等竞争、同行评审、择优支持的遴选机制，主要资助包括医药学科、生物学科、化学与材料学科等在内的 9 大学科门类。成立 30 年来，资助项目近 1.2 万项，资助经费总额约 23.9 亿元，基金规模从成立之初的 150 万元发展到 2020 年的超 4 亿元。

为深化科技体制改革，自然基金在坚持基础科学研究定位的同时，探索设立联合基金，由自然基金与合作方共同出资、合作管理，实现基金投入体系多元化和管理模式创新。目前自然基金已与北京市教育委员会、北京市科学技术研究院、三元食品、海淀区政府、丰台区政府等成立 5 支联合基金，年均吸引外部经费 7000

余万元。其中，北京市自然科学基金-海淀原始创新联合由北京市和海淀区（连同 6 家企业）共同出资，经费规模约 3000 万元/年，疫苗、智慧骨科、药物递释、生物医工、建模仿真等领域基础问题均曾获得资助。"十四五"期间，自然基金将进一步推动前沿引领与学科交叉，强化提升原始创新能力，培育青年学术带头人，推动基础研究与产业发展融合，为北京率先建成国际科技创新中心提供支撑。

北京市科技创新基金

北京市科技创新基金（以下简称科创基金）启动于 2018 年 6 月 24 日，重点投资包括生物医药在内的高精尖产业，引导投向高端"硬技术"创新、引导投向前端原始创新、引导适合首都定位的高端科研成果落地北京孵化。自成立以来，主要集中在医药健康、新一代信息技术与智能制造三个领域，从投资金额来看，医药健康项目占比最高，约 44%。

"十四五"期间，科创基金将继续发挥好政策集成与市场化机制优势，放大科创基金支撑创新发展的乘数效应，为国际科技创新中心建设贡献力量。

应急专项

新型冠状病毒感染肺炎科技防治研究启动首批应急项目

自新冠肺炎疫情暴发后，北京市科学技术委员会、中关村科技园区管理委员会按照国家和市级要求，第一时间响应、启动新型冠状病毒感染肺炎科技防治研究，以更好地发挥科技支撑作用。

医药健康领域科技专项

生命科学前沿创新培育

该专项主要针对产业前沿突破方向，旨在引进培育世界顶尖创新人才，推动具有国际影响力的生命科学前沿基础及关键技术成果产生并落地北京，采用国际知名专家同行评议机制，依托北京地区高校、院所等机构，面向国内、国外遴选高端人才，以临床应用为导向，与国家自然科学基金形成错位，在基因技术、免疫治疗等前沿方向重点布局，支持具有国际影响力、高产出、未来具有成果转化潜力的高端人才，鼓励高端人才团队自主选题，给予更多的科研自主权。

第一批采用国际评估的方式遴选出 9 名顶尖人才，一年来在脑科学、免疫学、基因技术等生命科学前沿领域取得了多项突破，共发表文章 16 篇，其中在顶尖学术期刊《细胞》《自然》《科学》上发表文章 9 篇，累计影响因子达 330.35，多名学者获得了 2019 年"科学探索奖"和"谈家桢生命科学奖"。

首都临床诊疗技术研究及转化应用

该专项优先支持由临床医生发起的、为改写国内外临床诊疗指南提供循证医学证据的临床应用研究，或是诊疗新技术、新方法的临床评价研究。同时支持临床诊疗新技术向适宜技术进行转化，并进行示范推广应用。

创新品种及平台培育专项

该专项着力推进北京创新药、医疗器械的研发及关键技术平台的建设。按照新冠肺炎疫情防控常态化的整体要求，适时推进疫苗、中和抗体，以及诊断试剂等产品和相关共性技术的研发，为应对新冠肺炎疫情提供可诊、可治、可防的科技手段。2020 年累计支持 34 项课题，其中包括新冠疫苗、中和抗体和诊断检测试剂产品及共性技术的提升，以及智能化中药材全程溯源等平台建设的推动支持等。

AI+健康协同创新培育专项

该专项主要针对北京医疗机构的资源和临床需求，通过构建医疗健康领域人工智能标准化数据集、医药人工智能关键技术平台，率先形成一批获得国家审批的医疗人工智能产品，带动一批人工智能技术的应用和人工智能关键核心技术突破，使医药健康人工智能成为医药健康产业发展新引擎和核心增长点。

➤ 市场化融资事件、额度稳定增加

2020 年北京医药医疗领域融资事件共 199 起，全国占比 1/5；披露的总融资金额为 465.87 亿元，全国占比 1/5。其中，2020 年全国披露融资规模前 10 位中，有 3 个为北京企业，分别为排名第 1 位的百济神州（20.8 亿美元）、排名第 2 位的京东健康（8.3 亿美元）和排名第 4 位的科兴中维（5.2 亿美元）。与 2019 年相比，2020 年北京医药领域融资事件数量略有增加。

近三年，北京医药健康风险投资/私募基金融资事件数量逐年增加，累计数量为 555 件，融资额总量为 1105.8 亿元。总的来看，在新冠肺炎疫情影响下，北京医药健康领域投资活跃度保持稳定，投资量级不断提升（图 3-5）。

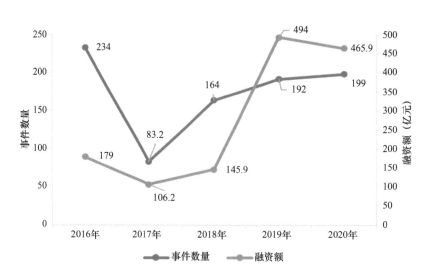

图 3-5　北京医药健康领域风险投资/私募基金融资事件与融资额走势（2016~2020 年）

数据来源：火石创造

3.3　临床创新与转化链条进一步完善

北京临床资源禀赋集聚，有力支撑了产业的创新转化。本节主要关注临床资源、研究型病房、研究型医院、互联网医院等。

3.3.1　临床资源禀赋链接医药协同创新

临床医学研究是整个医药健康创新生态系统最为重要的环节之一。北京拥有的医疗机构、临床资源居全国之首。"十三五"时期，北京地区医疗卫生机构在科技创新方面取得长足的进步和发展：2020 年北京市共有医疗卫生机构 11 211家，实有床位 12.7 万张，其中，公立医院 227 家、民营医院 506 家、基层医疗卫生机构 10 183 家、专业公共卫生机构 111 家、其他机构 184 家。根据中国医学科学院医学信息研究所 2020 年公布的 2019 年度中国医院科技量值名单，前 100 席中北京占据 22 席，数量居全国各省级行政区之首。众多的高端医疗机构和丰富的专业人才储备为医药健康产业创新发展打下坚实基础。

➢　顶尖医疗机构集聚效应显著

国家临床医学研究中心数量较多且覆盖面广

国家临床医学研究中心由科技部会同国家卫生健康委员会、中央军委后勤保障部和国家食品药品监管总局共同开展建设，是面向我国疾病防治需求，以临床应用为导向，以医疗机构为主体，以协同网络为支撑，开展临床研究、协同创新、学术交流、人才培养、成果转化、推广应用的技术创新与成果转化类国家科技创新基地。2012 年至今，已公布了 4 批国家临床医学研究中心名单，涉及 20 个疾病领域、50家依托单位。其中，北京地区拥有 23 个国家临床医学研究中心，覆盖 16 个疾病领域（表 3-18），数量及覆盖领域均列于全国首位。

2021 年 6 月，第五批国家临床医学研究中心正式启动申报，北京市正全力支持申办工作。

表 3-18　北京地区的国家临床医学研究中心

序号	疾病领域	依托单位
1	心血管疾病	中国医学科学院阜外医院 首都医科大学附属北京安贞医院
2	神经系统疾病	首都医科大学附属北京天坛医院
3	慢性肾病	中国人民解放军总医院
4	恶性肿瘤	中国医学科学院肿瘤医院
5	呼吸系统疾病	北京医院 首都医科大学附属北京儿童医院
6	精神心理疾病	北京大学第六医院 首都医科大学附属安定医院
7	妇产疾病	中国医学科学院北京协和医院 北京大学第三医院
8	消化系统疾病	首都医科大学附属北京友谊医院
9	口腔疾病	北京大学口腔医院
10	老年疾病	中国人民解放军总医院 北京医院 首都医科大学附属宣武医院
11	感染性疾病	解放军总医院第五医学中心
12	骨科与运动康复	中国人民解放军总医院
13	眼耳鼻喉疾病	中国人民解放军总医院
14	皮肤与免疫疾病	北京大学第一医院 中国医学科学院北京协和医院
15	血液系统疾病	北京大学人民医院
16	中医	中国中医科学院西苑医院

数据来源：国家卫生健康委员会

国家医学中心和区域医疗中心数量占比居全国首位

国家医学中心和区域医疗中心资源的集聚，彰显了北京在临床资源方面的禀赋优势，并通过外溢效应，服务国家优化临床资源配置的大局工作。

2017 年，国家卫生和计划生育委员会印发《"十三五"国家医学中心及国家区域医疗中心设置规划》，启动国家医学中心和国家区域医疗中心规划设置工作，依托高水平医院设置国家医学中心和国家区域医疗中心，打造医学高地，提升整体和区域医疗服务能力，减少患者跨区域就医，助力分级诊疗制度建设。

根据规划，国家医学中心将在疑难危重症诊断与治疗、高层次医学人才培养、高水平基础医学研究等方面有力发挥牵头作用。自 2017 年启动至 2021 年 4 月，全国已设置 10 个国家医学中心（表 3-19），其中北京参与的共 9 个，数量居全国首位。

表 3-19　国家医学中心统计表（截至 2021 年 4 月）

序号	中心名称	主体医院
1	国家心血管病中心	中国医学科学院阜外医院
2	国家癌症中心	中国医学科学院肿瘤医院
3	国家老年医学中心	北京医院
4	国家儿童医学中心	首都医科大学附属北京儿童医院、上海交通大学医学院附属上海儿童医学中心、复旦大学附属儿科医院
5	国家创伤医学中心	北京大学人民医院
6	国家呼吸医学中心	中日友好医院、广州医科大学附属第一医院
7	国家重大公共卫生事件医学中心	华中科技大学同济医学院附属同济医院
8	国家口腔医学中心	北京大学口腔医院、四川大学华西口腔医院、上海交通大学医学院附属第九人民医院
9	国家神经疾病医学中心	复旦大学附属华山医院、首都医科大学附属宣武医院、首都医科大学附属北京天坛医院
10	国家传染病医学中心	复旦大学附属华山医院、首都医科大学附属北京天坛医院、浙江大学医学院附属第一医院

数据来源：国家卫生健康委员会

国家区域医疗中心是在医疗资源富集地区遴选一批高水平医院作为输出医院，通过建设分中心、分支机构等多种方式，在患者流出多、优质医疗资源相对薄弱地区，缩小重点病种治疗水平与全国先进水平的差距，大幅减少跨省跨区域就医。截至 2021 年 9 月，共公布了两批试点名单，涉及 61 家输出医院，其中北京拥有 20 家（表 3-20），占比 31.1%。

表 3-20 北京市国家区域医疗中心建设输出医院

序号	批次	医院名称	医院类别
1	第一批	中日友好医院	综合医院和专科医院
2	第一批	中国医学科学院阜外医院	综合医院和专科医院
3	第一批	中国医学科学院肿瘤医院	综合医院和专科医院
4	第一批	北京大学第一医院	综合医院和专科医院
5	第一批	北京大学人民医院	综合医院和专科医院
6	第一批	北京大学第三医院	综合医院和专科医院
7	第一批	首都医科大学宣武医院	综合医院和专科医院
8	第一批	北京大学肿瘤医院	综合医院和专科医院
9	第一批	首都医科大学附属北京天坛医院	综合医院和专科医院
10	第一批	首都医科大学附属北京儿童医院	综合医院和专科医院
11	第一批	北京积水潭医院	综合医院和专科医院
12	第一批	中国中医科学院西苑医院	中医院
13	第一批	中国中医科学院广安门医院	中医院
14	第二批	北京协和医院	综合医院和专科医院
15	第二批	北京大学口腔医院	综合医院和专科医院
16	第二批	首都医科大学附属北京同仁医院	综合医院和专科医院
17	第二批	首都医科大学附属北京安贞医院	综合医院和专科医院
18	第二批	中国中医科学院望京医院	中医院
19	第二批	北京中医药大学东直门医院	中医院
20	第二批	首都医科大学附属北京中医医院	中医院

数据来源：国家发展和改革委员会、国家卫生健康委员会、国家中医药局

中国医学科学院阜外医院是北京首批输出医院之一，在河南、云南分别成立区域医疗中心，很好地填补了试点地区的医疗资源短板，相关病种诊疗水平大幅提升、患者外转率下降明显。阜外华中医院开展实施了 31 项国内领先技术，2020 年心外科手术量升至全国第 7 位，全省急性心梗住院期间死亡率由 2018 年的 7.6% 降至 2020 年的 3.6%；阜外云南医院开展了 3 项西南地区首例手术、13 项云南省首例手术，先心病介入治疗总量连续两年排西南地区第一名。

> 临床试验数量居全国首位

北京是我国开展临床试验研究最为集中的区域之一，拥有的临床试验机构数量居全国首位。截至 2021 年 7 月，在国际临床试验注册中心（www.clinicaTrials.gov）注册的中国临床研究共 21 673 项，其中北京市 6903 项，占比为 31.9%。北京开展的临床试验数量是上海的 1.2 倍，是东京的 3.6 倍（表 3-21）。临床数量的优势，尤其是在 II、III 期临床转化的关键阶段的数量优势，将支撑医药创新成果的稳定产出。

表 3-21　国际主要城市临床试验对比表

城市	临床试验数	I 期	II 期	III 期	IV 期
北京	6 903	879	1 327	1 705	648
上海	5 694	596	1 112	1 573	560
东京	1 944	273	385	929	67
波士顿	15 841	2 699	5 004	3 353	713

数据来源：ClinicalTrials

北京近年来着力提升临床试验效率。包括推动友谊医院、佑安医院和长庚医院在全国率先试点应用电子知情与电子支付新技术，支付时间由 30 天缩短到 2 天，提高了患者入组意愿和依从性。引导医疗机构优先为京企开展临床试验，近 2 年服务北京项目达 201 项，品种涉及 99 个，遴选出 20 家临床试验机构给予后补助奖励。

公立医院科技成果转化策略

近年来国家高度重视科技创新，实施创新驱动发展战略。"健康中国 2030"规划纲要提出"坚持健康优先、改革创新、科学发展、公平公正的原则，以提高人民健康水平为核心，以体制机制改革创新为动力，以普及健康生活、优化健康服务、完善健康保障、建设健康环境、发展健康产业为重点，把健康融入所有政策，全方位、全周期保障人民健康"。

在发展定位方面，公立医疗机构需要思考如何化解诊疗服务的公益性与创新转化的市场性之间的矛盾，做好医联体建设或者多院区发展中的规划布局，提升配置资源效率。**在技术转移体系建设方面，**医疗机构要牢固把握本领域中独有的供需矛盾关系，充分用好创新端与应用端相重合的特性，明确工作抓手，解决优质成果少、转化决策难等关键问题，同时满足自身发展与其他创新主体的合作需求，建立"产、学、研、企、资"相结合的创新体系。**在人才建设方面，**要重点关注科技成果转化人才"转型难"、"培养慢"与人才需求迫切、缺口之间的矛盾，在遴选培养、激励扶持、尽职免责等方面给予政策倾斜，重点引导一批现有的医药卫生优秀人才率先转型，不断学习，与我国的医学科技成果转化事业共同成长。

具体措施如下。

一是全面落实主体责任，统筹协调公益性与市场关系，破解由此引发的"不敢转、不愿转、不会转、转不动"等难题。关注产业链上其他创新转化主体的实际需求，包括，涉及市场导向的优先采购、学术推广、品牌赋能等内容，以及涉及迭代研发与企业管理的人才交叉使用与培养等内容，率先吸引优质资源，提升转化效率。

二是建立标准管理体系，形成清晰可行的转化路径，医疗机构需要探索建立适用于本行业机构的标准化体系。

三是设立全资转化公司，一举多得满足各方面需求，并处理好与其转化服务公司在管理上的关系。

四是加强转化机构建设，在部门、岗位、激励机制等方面吸引人才提升转化服务力，避免过度依赖第三方服务机构。

——首都医科大学附属北京友谊医院许腾飞、尤红、辛有清

3.3.2　研究型病房、研究型医院建设不断取得新突破

临床研究是医药器械产品研发的关键环节，也是生物医学新技术在临床应用前的必经之路，是卫生健康科技创新的重要内容。研究型病房是在具备条件的医院内医务人员开展药物和医疗器械的临床试验、生物医学新技术的临床应用观察等临床研究的场所。国家层面有关政策多次提出支持医疗机构开展临床试验和在三级医疗机构设立研究型病房，专门开展高水平临床研究，加快推动医药健康协同创新，大力推进医药创新成果的转化落地和产业化。北京市于 2019 年启动了北京市示范性研究型病房建设工作。截至目前已公布三批试点单位，均为国内领先的三甲医院（表 3-22）。市财政投入 1 亿元，用于支持购置升级研究型病房必备的仪器、设备等，培养高水平人才队伍，开展新药、创新医疗器械及新技术的临床研究。

以研究型病房建设和升级为抓手，以改变理论和指南的研究为突破，推动青年临床科学家计划的实施，打造和疏通转化医学链，"从点到面"建设研究型医院，打造神经学科国家战略力量，走进国际舞台中央。

——天坛医院院长王拥军

表 3-22 北京市 30 家研究型病房示范建设单位（共三批）

序号	批次	医院名称
1	第一批	中国医学科学院北京协和医院
2	第一批	北京大学第三医院
3	第一批	中国医学科学院肿瘤医院
4	第一批	北京大学第一医院
5	第一批	首都医科大学附属北京天坛医院
6	第一批	北京肿瘤医院
7	第一批	首都医科大学附属北京地坛医院
8	第一批	首都医科大学宣武医院
9	第一批	首都医科大学附属北京安定医院
10	第一批	首都医科大学附属北京友谊医院
11	第二批	北京大学人民医院
12	第二批	北京积水潭医院
13	第二批	北京医院
14	第二批	首都医科大学附属北京安贞医院
15	第二批	首都医科大学附属北京朝阳医院
16	第二批	首都医科大学附属北京妇产医院
17	第二批	首都医科大学附属北京同仁医院
18	第二批	中国医学科学院阜外医院
19	第二批	中国中医科学院西苑医院
20	第二批	首都医科大学附属北京儿童医院
21	第三批	北京大学第六医院
22	第三批	北京回龙观医院
23	第三批	北京清华长庚医院
24	第三批	首都儿科研究所附属儿童医院
25	第三批	首都医科大学附属北京世纪坛医院
26	第三批	首都医科大学附属北京胸科医院
27	第三批	首都医科大学附属北京佑安医院
28	第三批	中国医学科学院整形外科医院
29	第三批	中日友好医院
30	第三批	北京大学口腔医院

数据来源：北京市卫生健康委员会

在市财政资金的支持下，北京市研究型病房的建设稳步推进，在提升临床研究能力、加速医药产品创新、服务本市医药健康企业、应对重大公共卫生挑战、人才团队建设等方面取得积极成效。

在加速医药产品创新方面，企业从国家药监局申请临床研究批件到临床研究启动缩短至 3 个月，至少为企业节省了 1~2 个月的等待时间。在应对公共卫生挑战方面，疫情期间地坛医院启动了药物和体外诊断试剂的临床试验，将伦理审查的快审周期由原来的 5 天缩短至 3 天，有效地支持了万泰生物、卓诚惠生、热景生物等多家北京企业试剂盒的研发。在临床研究和成果转化方面，示范医院积极承担来自国际和全国各地的药物和医疗器械临床试验。截至 2021 年 9 月，第一批 10 家研究型病房床位总数达 1704 张；北京儿童医院等 10 个单位、北京大学口腔医院等 10 个单位分别确立为第二、第三批市研究型病房示范建设单位。

北京天坛医院研究型病房建设进展

北京天坛医院已建立研究型病房执行委员会，设计了专用型研究型病房和共用型研究型病房。专用型研究型病房设 65 张床位，其中 I 期临床研究型病房 35 张，肿瘤内科、神经肿瘤综合专病专用型研究型病房 20 张，综合专用型研究型病房 10 张。共用型研究型病房设 100 张床位，在专业病区内设立研究型病床，以神经学科为主。在专用型研究型病房中，医保和患者个人均不再付费，所有的费用都由研究经费支付，且病房的病历管理体系及绩效考核体系皆已重新设计。

2020 年 7 月，医院印发《关于临床试验项目类同财政科研项目级别认定的具体实施方案》，将临床试验项目类同财政科研项目，纳入科研绩效评估，逐渐完善激励机制，加强临床研究队伍建设，以鼓励医务人员参加药物、医疗器械和诊断试剂临床试验工作。

我国于 2003 年首次提出研究型医院理念，2017 年"建设研究型医院"被国家多部门联合确定为指导医院未来发展的重大战略，也被作为深化医药体制改革的内在要求和必经之路。在《行动计划（2021—2023 年）》中明确提出，本市将对标梅奥医学中心等国际研究型医疗机构，建成 1~2 家具有国际化水平的研究型医院，建成 20 家左右的研究型病房及 5~10 家医研企协同创新基地。目前，全国首家符合国际标准、以临床研究为核心业务、具备承接全球多中心临床试验能力的独立研究型医院——"高博昌平国际研究型医院"正在加紧建设，预计 2022

年竣工，将成为首都医药创新生态的重要补充。

高博昌平国际研究型医院

高博昌平国际研究型医院是北京自贸区首批签约入驻项目之一，是北京市的重点推动项目，由昌平区、高瓴资本、高博医疗集团三方共同推进，选址为昌平区生命科学园，建设用地面积3.2公顷。

高博昌平国际研究型医院将布局建设健康人Ⅰ期病房、患者Ⅰ期病房、Ⅱ-Ⅲ期患者病房，以及GMP实验室和共享实验室、中心病理实验室等，通过开展药物临床试验、研究者发起的临床试验、临床发现与转化中心，形成临床发现-基础科研-产业转化-临床应用的闭环体系，稳定运营后，预计每年可承接400~600个临床试验项目，有望加速临床研究转化，完善和打通医药创新生态链的关键一环。

除高博昌平国际研究型医院，根据北京市卫生健康委员会会同北京市规划和自然资源委员会编制的《北京市医疗卫生设施专项规划（2020年—2035年）》，将在大兴生物医药产业基地建设首都医科大学研究型医院，进一步推进市属医院由"侧重临床"向"临床科研"并重转变，着力改善科研支撑条件，完善科研管理体制。构建医药健康协同创新体系，促进成果转化，形成国际化的医学创新高地，推动首都医药健康产业高质量发展。

3.3.3 互联网医院建设有序推进

加快"互联网+医疗"发展，是贯彻习近平总书记系列重要讲话精神，落实首都城市战略定位、加强"四个中心"功能建设的重要举措，也是构建安全高效的首都公共卫生体系的发展要求。

北京市积极落实国家关于支持互联网医疗服务健康发展的战略部署，北京卫生健康委员会、北京市中医管理局等单位围绕互联网诊疗、互联网医院许可管理、互联网复诊项目价格和医保支付政策等各个环节先后出台政策。积极推进互联网医疗服务监管平台建设，鼓励医疗机构开设互联网诊疗服务。截至2021年3月，北京已有8家试点医院接入监管平台并上传真实数据，实现了实时监管；有108家医疗机构通过自建或与第三方企业合作建设的方式登记互联网诊疗服务项目，开展互联网诊疗服务，其中三级医院50家、二级医院15家、一级医院18家、诊所16家、社区卫生服务中心9家。新冠肺炎疫情发生以来，"互联网+医疗"

加快发展，在抗击疫情、服务群众健康需求等方面发挥了积极作用。

2021 年 3 月，北京协和医院互联网医院通过审核，成为北京市首家获批的互联网医院，可为部分常见病、慢性病患者提供复诊服务。北京中医医院紧随其后，成为北京市首家获批的互联网中医医院。天坛医院、朝阳医院、航天中心医院、清华长庚医院、首都儿科研究所附属儿童医院等陆续通过专家审评。

站在"两个一百年"奋斗目标的历史交汇点上，在"十四五"规划、"两区"建设等国家重大科技战略部署的推动下，作为伟大社会主义祖国首都，北京市医药健康将继续在提升原始创新策源能力、推动临床溢出效应显现、推动产业国际化高质量发展、优化完善产业发展生态、加强重点区域功能布局等方面持续发力，发挥高精尖产业"双发动机"的引领作用，为首都经济动能提供有力增长点。

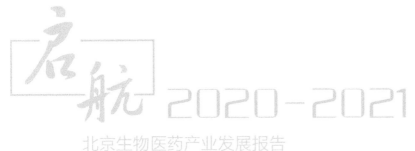

启航 2020-2021
北京生物医药产业发展报告

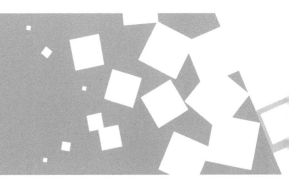

第二部分
圆 桌 会

4

圆 桌 会

启航 2020-2021 · 北京生物医药产业发展报告

圆桌讨论一   全国重点区域政策对比

我国重点省市积极布局"十四五"时期生物医药产业发展。北京市做大做强医药健康产业，培育以生物医药产业带动大健康制造与服务配套发展的万亿级产业集群，聚焦新药、新器械、新服务等细分产业方向，推进生物医药与健康产业协同发展。上海市发挥生物医药等三大产业引领作用，强化优势产业协作，加快传统产业升级，培育壮大骨干企业，努力实现产业规模倍增。江苏省充分发挥制造业体系健全和规模技术优势，着力在技术、设计、品牌、供应链等领域锻长板补短板，重点打造生物医药和新型医疗器械等万亿级产业集群。广东省巩固提升生物医药等战略性支柱产业，在生物药、化学药、现代中药、高端医疗器械、医疗服务等领域形成竞争优势，"十四五"期间产业集群营业收入年均增速与全省经济增速基本同步。浙江省积极壮大生命健康产业，推动创新药物和高端医疗器械源头创新、精准医疗全链创新、信息技术与生物技术加速融合创新，加快发展化学创新药、生物技术药物、现代中药、高端医疗器械等重点领域。

Q1：我国重点区域医药健康产业顶层规划有哪些?

北京市出台《北京市加快医药健康协同创新行动计划(2021—2023年)》(2021年7月)，明确提出围绕国家重大战略需求，加快组建国家战略科技力量，充分利用高校院所、科研机构等在京科研资源，有效支撑国家重大战略科技任务实施，并提出推动临床溢出效应显现，引导和支持部分市属医院向研究型医院发展，建成一批研究型病房及医研企协同创新基地。

上海市出台《上海市人民政府办公厅关于促进本市生物医药产业高质量发展的若干意见》（2021年4月），明确提出加强创新产品研发支持，对1类新药分阶段择优给予支持，并提出强化临床研究转化与医企协同，依托市级医院临床技能与临床创新行动计划，支持相关医院开展临床研究及成果转化。

苏州市出台《苏州市全力打造生物医药及健康产业地标实施方案(2020—2030年)》（2020年4月）及《苏州市生物医药及健康产业强链补链三年行动计划（2021—2023）》（2021年4月），明确提出加大龙头企业招引，加快潜力地标企业遴选和链主企业培育，加大本地产品市场推广应用，并提出重点支持建设工业园区融合中心和建立医药智造领域数字化平台，促进生物大数据应用。

广东省出台《关于广东省促进生物医药创新发展的若干政策措施的通知》（2020 年 4 月）及《广东省发展生物医药与健康战略性支柱产业集群行动计划（2021—2025 年）》（2020 年 9 月），明确提出推进建立国家药品监督管理局粤港澳大湾区药品和医疗器械审评检查中心，全面推进告知承诺制、默示许可制、附条件审批、滚动审评等审评审批制度改革，并提出实施十大产业特色园区建设工程，实施多梯次企业集群建设工程。

浙江省出台《浙江省人民政府关于加快生命健康科技创新发展的实施意见》（2019 年 12 月）及《关于推动浙江省医药产业高质量发展的若干意见》（2020 年 4 月），明确提出鼓励重点专业平台建设，积极争取国家实验室布局或参与国家实验室建设，并提出打造一批具有生态主导力的产业链"链主"企业，加快培育世界一流企业和"单项冠军"企业。

Q2：我国重点区域规划有何异同？

通过比较北京、上海、江苏、广东、浙江等省、市出台的产业支持政策，可以看出，上述生物医药产业重点省、市在生物医药产业促进政策的制定方向上存在较大的一致性，基本都会从招商引智、研发支持、产业化落地、平台建设等方面制定政策，但在扶持力度上各不相同。例如，在鼓励人才引入方面，一是对于引进高端人才不仅提供分层次的货币补贴，还对人才安居、子女教育、户口申办、医疗保健等生活配套给予优惠。其中，江苏省（苏州市）人才引进政策较为完善，扶持力度大，对引入行业领军人才给予 100~400 万元项目资助和 100~250 万安家补贴，符合条件的生物医药产业顶尖人才给予最高 500 万元购房补贴。二是实施人才优先发展及定向培养战略，浙江省（杭州市）围绕生物医药产业转型升级需要，编制产业紧缺急需人才目录，完善新药创新创业团队招引和培育的激励机制，为创新创业人员提供良好的创业环境；上海市大力培养基础研究、产业技术、资本投资、市场营销、园区运营等各类专业人才。此外，在鼓励引入重大项目方面，对产业重点发展领域，引入产业特别重大项目，引入世界 500 强、中国医药工业百强、上市公司等重点企业及国家重大专项，给与项目投资补贴，或者"一事一议"的政策。例如，上海市重点鼓励投资总额 5000 万元及以上且对产业发展具有重要带动效应的生物医药产业化项目；浙江省对新建投资规模 1 亿元（含）以上的项目、重大创新药和创新医疗器械产业化项目及在国家级创新创业大赛中获奖项目给予不同的补贴力度。

Q3：各个重点区域规划分别有何特色？

上海

《促进上海市生物医药产业高质量发展行动方案（2018—2020 年）》：①加强市级统筹协调，按照"统一规划、分工合作、协同推进"的原则，构建"市区联动、市级引导、以区为主、园区协同"的上海生物医药产业发展推进体制和机制。进一步发挥上海市现代生物与医药产业联席会议作用，新增市环保局、市统计局、上海科创办、市金融办、申康中心及相关区政府作为联席会议成员单位。②组建由科技、医学、产业、投资等领域专家构成的市生物医药产业咨询专家委员会，对上海市的生物医药产业发展的重点方向、重点任务、战略规划和政策制定等决策提供支撑。

广东

《广东省发展生物医药与健康战略性支柱产业集群行动计划（2021—2025 年）》：加强公共卫生应急管理体系建设，提升生物安全治理水平。完善公共卫生重大风险研判、评估、决策、防控协同机制，建立监测预警大平台。加强传染病防控和公共卫生科技攻关体系建设，推动公共卫生应急科技协同创新，提升药品、疫苗、检测试剂和医用防护物资研制、生产和储备能力，建立战略性防控药物临床研发评价体系。推动生物安全治理体系建设，布局建设一批高等级生物安全实验室。基础设施建设：布局建设国家生物安全四级实验室（P4）和一批生物安全三级实验室（P3）。

深圳市生物医药产业发展行动计划（2020—2025 年）：支持开展应用示范，实现健康惠民加强智慧健康养老体系建设，充分运用互联网、大数据等信息技术手段，开展智慧健康养老应用试点。鼓励先进医疗设备纳入创新产品目录，并在医疗机构开展应用示范。推进中医药产品国际化。发展健康信息服务和智慧医疗服务，加强信息技术在医疗、卫生等领域应用，促进数字化健康技术普及惠民。

浙江

《关于推动浙江省医药产业高质量发展的若干意见》：推进数字化转型。培育医药领域的工业互联网平台，引导鼓励龙头企业开展"智能工厂"、"数字化车间"建设，开展智能制造试点示范，推进企业"上云用云"。加强新一代信息技术在药物设计、模拟筛选、成药性评价和对比研究等方面的应用。鼓励医疗机构开展在线问诊、远程医疗等业务活动，进一步支持和鼓励发展互联网医院，培育发展智能诊疗、智能健康管理等数字服务新业态。

《浙江省人民政府办公厅关于加快生命健康科技创新发展的实施意见》：①推进"互联网+医疗健康"发展。建设省医疗健康大数据平台，形成数据交互共享服务机制。加快打造面向全球的国家级生物大数据开放技术平台。支持健康医疗大数据标准化研究。②加快生命健康产业数字化发展。建设企业主导的医疗健康人工智能应用开放创新平台。推动高性能计算机在药物靶标筛选、药物分子设计等方面的应用。加快人工智能技术在医用机器人、医学影像辅助诊断等领域的深度应用。建设省生命健康产业大脑，构建产业实时大数据与精准对接服务平台。

江苏

《江苏省政府关于推动生物医药产业高质量发展的意见》：打破药品流动分割，地方保护和制度障碍，支持建设全省性、区域性物流园区和配送中心，推动药品流通企业转型升级，支持我省药品流通企业跨地区、跨所有制兼并重组，培育大型现代药品流通骨干企业，鼓励药品流通企业批发零售一体化经营。加强省级药品集中采购平台规范化建设，鼓励公立医院在省级药品集中采购平台上联合带量、带预算采购。启动建立药品出厂价格信息可追溯机制，建立统一的跨部门价格信息平台，做好与药品集中采购、医保支付审核平台的互联互通及数据共享。积极发挥"互联网+药品流通"的优势和作用，推进线上线下融合发展，培育新兴业态。

《全力打造苏州生物医药产业地标实施方案（2020—2030年）》：①龙头项目和企业招引：聚焦世界500强、全球行业前50的企业，力争5年内引入具有世界影响力企业15~20家。鼓励中国医药工业百强、境内外上市生物医药企业在我市设立地区总部，符合条件的给予单个最高不超过6000万元资助，在我市设立具有独立法人资格研发中心的，符合条件的给予最高不超过1000万元资助。

②地标企业培育：对年主营业务收入首次突破 10 亿元、30 亿元、50 亿元、100 亿元的，最高分别给予 100 万元、300 万元、500 万元、1000 万元资助；对已进入和首次进入中国医药工业百强企业的给予一次性 300 万元奖励；药品/医疗器械单品种年度销售首次突破 1 亿元、3 亿元、5 亿元、10 亿元的，最高分别给予 10 万元、20 万元、30 万元、50 万元。③支持原创新药研发：对获重大新药创制国家、省级科技重大专项的项目，符合条件的给予最高不超过 2000 万元；开展临床试验并在我市转化、符合特定范围内的新药予以资助，对进入Ⅰ、Ⅱ、Ⅲ期临床试验阶段的新药项目，分别给予 100 万元、150 万元和 250 万元一次性资助；完成临床Ⅰ、Ⅱ、Ⅲ期研究的，再分别给予最高不超过 100 万元、200 万元和 400 万元资助。④对医疗器械、仿制药评价、关键平台载体、"三首"（装备首台套、材料首批次、软件首版次）等方面的资金支持。

圆桌讨论二　人工智能医疗发展方向

近年来，人工智能技术与医疗健康领域的融合不断加深。目前，人工智能技术在医疗领域主要应用场景包括语音录入病历、医疗影像辅助诊断、药物研发、医疗机器人、个人健康大数据的智能分析等。随着语音交互、文本识别、图像识别、大数据分析，以及智能终端等技术的逐渐成熟，人工智能的应用场景越发多样。

数据显示，全球人工智能风险投资已经从 2012 年的 5.89 亿美元，增至 2016 年的 50 多亿美元。预计到 2025 年，人工智能应用市场总值将达到 1270 亿美元，其中，医疗人工智能行业将占市场规模的 1/5。《关于促进"互联网+医疗健康"发展的意见》文件中明确，到 2020 年，二级以上医院普遍提供分时段预约诊疗、智能导医分诊、候诊提醒、检验检查结果查询、诊间结算、移动支付等线上服务。现阶段，"人工智能+医疗"主要有 8 大应用场景，分别是虚拟助理、医学影像、辅助诊疗、疾病风险预测、药物挖掘、健康管理、医院管理和辅助医学研究平台。其中，借助于医疗影像大数据及图像识别技术的发展优势，AI 医学影像成为我国目前人工智能与医疗行业应用结合最成熟的领域。

人工智能弥补了我国医疗资源不均、医护人员短缺的问题，提升了医疗诊断的效率。加上人工智能已上升为国家战略，各地政策纷纷落地，促进了行业发展提速。随着人工智能技术的不断突破，AI+医疗应用场景的扩大，未来人工智能医疗会成为医疗行业发展的重点方向，行业下游旺盛需求将进一步拉动医疗人工智能市场实现快速发展，并且随着越来越多的互联网巨头加入到行业布局中去，将会吸引更多的资本进行投资。因此国内医疗人工智能行业发展仍有较大的发展空间。

Q1：人工智能是否适用于医疗领域？

创新工场董事长兼 CEO 李开复：当下医疗领域正在开始产生海量的数据。可穿戴设备、新的医疗方法、基因排序等都提供了多样化的数据。AI+医疗在当前的发展过程中也有一些问题。首先，AI 不擅长做"全科大夫"，只能解决某一领域的问题，不可过分神话这一技术。其次，传统医疗需要的是小而精的数据，而 AI 对数据的要求是海量、结构化、精准化、闭环，因而现成的数据无法完全满足 AI 的需求。

此外，医疗是非常神圣的，关乎人的生命与健康，与金融领域、互联网领域不同，AI+医疗特别要尊重客户和他们的采购方式，而不是盲目教育市场。很多 AI 科学家创业会把医疗领域想得过于简单，而创业者需要用更严谨的方法适应医院的采购流程，让医院现有的负责人意识到 AI 技术是在帮助他们，而非取代他们。

Q2：人工智能医疗相较于传统医疗的特点是什么？

创新工场董事长兼 CEO 李开复：人工智能有最重要的 4 个特点。第一，深度学习能够针对一个目标函数优化到最佳，如识别肿瘤的正确率；第二，数据量越多，结果越好；第三，千人千面，运营在医疗领域可以根据不同患者的家庭背景、基因等信息精准医疗；第四，文字、图像、视频等不同数据都可以作为深度学习的内容。这是此前人工智能算法做不到的，因而近年来深度学习取得了很多突破。

广州医科大学附属肿瘤医院肿瘤内科主任邹青峰：例如疾病的诊断分期、治疗的结果、疾病进展生物信息、中位生存时间、已有文献研究等，只要设计的参数、权重比例合理，人工智能可做出优秀的预测一点不奇怪。而且，人工智能有强大的数据处理能力和学习能力，结果也会越来越精准。未来人工智能会成为医生很好的辅助诊断和治疗的工具。例如在病理诊断、影像比对等方面，可能只有一些顶尖医生可以跟人工智能媲美，而大部分医生达不到这个结果。医生还需要通过查资料、会诊、找印证等一系列繁琐的工作，人工智能系统通过大数据存储和分析，可以轻松完成这个过程。

Q3：人工智能医疗的常见应用场景有哪些？

创新工场董事长兼 CEO 李开复：目前 AI+医疗在一些细分领域有很多具体的落地场景。第一，病理方面有特别巨大的需求。每年会有成千上万的病理样本产生，而注册的病理医生缺口则很大。在这方面 AI 虽然不能做最终判断，但可以帮助更好地筛选，提供更好的建议。第二，药物研发方面，最近国际上已经有了一些成果，如美国一家公司做的蛋白质折叠，以及创新工场所投资的一家公司已经在用 AI 技术帮助科学家发现新药。AI 技术的加入可以帮助节约 90% 的研发时间，对未来制药行业会带来很大的颠覆。第三，大数据与 AI 的结合，近年来有各种新数据产生，如基因、转录、蛋白、代谢等，都可以用来做新的分析，创作更多新的应用和价值，针对每个患者背景做出更精准的诊断。此外，在骨科手术、神经介入、种植牙等领域，AI 都可以创造价值。

上海中医药大学附属岳阳医院主任程晓东：通过人工智能与传感器、大数据等高科技手段的结合，现代中医的不少诊疗也完全可以实现人工智能化，从而精准地追踪调理过程，实现更为灵活性的诊疗，提高精准率。

Q4：人工智能医疗解决了现有医疗中的哪些痛点？

上海市卫生和健康发展研究中心主任金春林：医疗人工智能的应用可以解决诸多传统医疗行业痛点。以医学影像为例，我国影像医生缺口大，医学影像数据年增长率 30%，影像医生年增长率仅 4%；影像误诊率高，国内临床医疗总误诊率达 27.8%，其中恶性肿瘤平均误诊率达 40%，影像诊断速度也相对有限。这些短板通过人工智能均可弥补。

另以辅助诊断为例，传统电子病历系统难以满足病种数据的专业化、病历输入也不够简便化、病历数据实现结构化来支持临床决策，难以落实到位。人工智能可利用自然语言处理和语音识别，处理大量病例文本录入工作，有效突破传统诊断盲点。据悉，自 2013~2019 年，我国政府各部门出台多项政策，不断加大对国产医学影像设备的支持力度。资本市场也活跃于我国人工智能医疗领域，医学影像融资轮次最多、融资总额也最高。

Q5：人工智能医疗现阶段有哪些不足？

Airdoc 公司算法工程师陈飞：目前只是初级的人工智能阶段，电影上经常出现的强人工智能离现实还很远。即便是世界上最好的人工智能深度学习网络，拥有 10 亿级别的神经元，但相对人类大脑神经元的数量来说仍远远不及。而且这种模拟神经元，还无法模拟人脑神经元之间复杂的化学反应。此外，医学是复杂的学科，对病人来说，面对面接触、语言安慰等人文关怀都是有助治疗的因素。"机器是冰冷的，人是活的"。因此，人工智能取代医生不太现实。辅助医生提高效率，减轻医生负担，让医生空出手来做更好的治疗，是人工智能目前努力的方向。

丁香园网站创始人李天天：人工智能存在"数据污染"问题。在医疗方面，第一，诊断比治疗更容易发展，因为诊断数据受到污染的情况少得多。第二，图片比文字好诊断。文本识别是人工智能非常大的挑战，因为很多自然语言不是计算机能够区别 1 和 0 那么容易。第三，垂直比综合好做。现在世界上有两种阵营，像我们熟悉的阿尔法狗，它就是窄的垂直的，它只会下围棋，不会开车。但 Deepmind 用一个大数据去训练一个人，像训练孩子一样，它什么都知道，但做大很难。

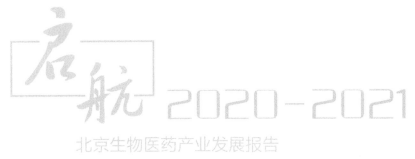

启航 2020-2021

北京生物医药产业发展报告

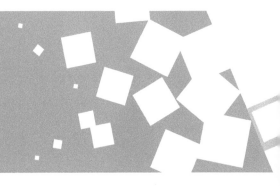

第三部分

附　录

附录 1　2020 年全球制药企业 Top50

2020 年销售额排名	2019 年销售额排名	公司	2020 年销售额（亿美元）	2020 年研发支出（亿美元）
1	1	罗氏（Roche）	474.92	113.01
2	2	诺华（Novartis）	472.02	84.84
3	8	艾伯维（AbbVie）	443.41	58.30
4	6	强生（Johnson & Johnson）	431.49	95.63
5	5	百时美施贵宝（Bristol-Myers Squibb）	419.03	92.37
6	4	默沙东（Merck Sharp & Dohme）	414.35	92.31
7	7	赛诺菲（Sanofi）	358.02	58.90
8	3	辉瑞（Pfizer）	356.08	88.84
9	9	葛兰素史克（GlaxoSmithKline）	305.85	59.08
10	10	武田（Takeda）	278.96	43.93
11	11	阿斯利康（AstraZeneca）	255.18	58.72
12	12	安进（Amgen）	240.98	40.85
13	13	吉利德（Gilead Science）	238.06	48.57
14	14	礼来（Eli Lilly）	226.46	60.86
15	16	诺和诺德（Novo Nordisk）	194.44	23.68
16	15	拜耳（Bayer）	189.95	31.32
17	17	勃林格殷格翰（Boehringer-Ingelheim）	164.56	37.48
18	19	安斯泰来（Astellas Pharma）	115.15	21.18
19	公司未成立	晖致（Viatris）	114.95	5.08
20	22	梯瓦（Teva Pharmaceutical Industries）	110.09	9.97
21	20	渤健（Biogen）	106.92	39.91
22	23	杰特贝林（CSL）	96.56	9.58

续表

2020 年销售额排名	2019 年销售额排名	公司	2020 年销售额（亿美元）	2020 年研发支出（亿美元）
23	24	第一三共（Daiichi Sankyo）	80.29	21.45
24	25	默克集团（Merck KGaA）	75.79	18.72
25	26	大冢（Otsuka Holdings）	72.19	19.28
26	39	福泰制药（Vertex Pharmaceuticals）	62.03	16.35
27	30	亚力兄制药（Alexion Pharmaceuticals）	60.69	9.98
28	31	再生元（Regeneron Pharmaceuticals）	55.68	26.50
29	29	优时比（UCB）	54.55	17.91
30	34	施维雅（Les Laboratories Server）	51.55	11.97
31	32	卫材药业（Eisai）	51.07	14.50
32	28	博士康（Bausch Health Companies）	48.84	4.52
33	18	艾尔建（Allergan）	47.74	6.06
34	37	云南白药（Yunnan Baiyao Group）	47.41	0.26
35	33	太阳制药（Sun Pharma Industries）	46.30	2.66
36	35	雅培（Abbott Laboratories）	44.86	1.85
37	38	费森尤斯卡比（Fresenius Kabi）	42.21	6.31
38	43	江苏恒瑞医药（Jiangsu Hengrui Medicine）	42.03	7.14
39	41	住友制药（Sumitomo Dainippon Pharma）	40.28	9.92
40	42	中国生物制药（Sino Biopharmaceutical）	38.93	4.17
41	40	中外制药（Chugai Pharmaceutical）	38.81	10.64
42	48	上海医药（Shanghai Pharmaceuticals Holding）	35.85	2.19

续表

2020 年销售额排名	2019 年销售额排名	公司	2020 年销售额（亿美元）	2020 年研发支出（亿美元）
43	45	美纳里尼（Menarini）	34.65	N/A
44	未入榜	石药集团（CSPC Pharmaceutical group）	32.42	3.85
45	49	田边三菱制药（Mitsubishi Tanabe Pharma）	31.06	7.47
46	50	阿拉宾度（Aurobindo Pharma）	30.00	1.09
47	47	益普生（Ipsen）	29.62	4.58
48	44	小野制药（Ono Pharmaceutical）	29.08	6.19
49	46	远藤国际（Endo International）	28.97	1.59
50	未入榜	史达德（STADA Arzneimittel）	28.23	—

数据来源：PharmExec；— 代表无法获得

附录 2　2020 年全球药品销售 Top50

排名	药品	公司	2020 年（亿美元）	适应证
1	Humira（阿达木单抗）	艾伯维	198.32	自身免疫性疾病
2	Keytruda（帕博利珠单抗）	默沙东	143.80	多种肿瘤
3	Revlimid（来那度胺）	百时美施贵宝	121.06	多发性骨髓瘤等
4	Eliquis（阿哌沙班）	百时美施贵宝/辉瑞	91.68	抗凝血剂
5	Imbruvica（伊布替尼）	强生/艾伯维	84.33	淋巴瘤等
6	Eylea（阿柏西普）	拜耳/再生元	83.60	年龄相关黄斑变性
7	Stelara（乌司奴单抗）	强生	79.40	银屑病
8	Opdivo（纳武利尤单抗）	百时美施贵宝	79.20	多种肿瘤
9	Biktarvy（比克恩丙诺）	吉利德	72.59	HIV-1 感染
10	Xarelto（利伐沙班）	强生/拜耳	69.28	抗血凝剂
11	Enbrel（依那西普）	安进/辉瑞	63.46	自身免疫性疾病
12	Prevnar 13（肺炎球菌疫苗）	辉瑞	58.50	肺炎疫苗
13	Ibrance（哌柏西利）	辉瑞	53.92	乳腺癌
14	Avastin（贝伐珠单抗）	罗氏	53.21	结肠癌等多种癌症
15	Trulicity（度拉糖肽）	礼来	50.68	2 型糖尿病
16	Ocrevus（奥法妥木单抗）	罗氏	46.11	多发性硬化病
17	Tagrisso（奥希替尼）	阿斯利康	43.28	非小细胞肺癌
18	Darzalex（达雷妥尤单抗）	强生	41.90	多发性骨髓瘤
19	Perjeta（帕妥珠单抗）	罗氏	41.39	乳腺癌
20	Remicade（英夫利昔单抗）	强生/默沙东	40.77	自身免疫性疾病
21	Soliris（依库珠单抗）	亚力兄	40.64	阵发性夜间血尿病
22	Dupixent（度普利尤单抗）	赛诺菲/再生元	40.45	特应性皮炎
23	Cosentyx（司库奇尤单抗）	诺华	39.95	银屑病
24	Jardiance（恩格列净）	勃林格殷格翰/礼来	39.84	糖尿病
25	Herceptin（曲妥珠单抗）	罗氏	70.32	乳腺癌等多种癌症
26	Gardasil（加卫苗）	默沙东	39.38	宫颈癌疫苗

续表

排名	药品	公司	2020 年（亿美元）	适应证
27	三联疗法 Trikafta（elexacaftor/tezacaftor/ivacaftor）	Vertex	38.60	囊性纤维化
28	Tecfidera（富马酸二甲酯）	百健	38.41	多发性硬化病
29	Xtandi（恩杂鲁胺）	安斯泰来	37.47	前列腺癌
30	Invega Sustenna/Xeplion/Trinza（帕利哌酮缓释）	强生	36.53	精神分裂症
31	Lucentis（雷珠单抗）	诺华/罗氏	34.73	老年性黄斑变性
32	Rituxan（利妥昔单抗）	罗氏	34.18	白血病等
33	Genvoya（艾考恩丙替片）	吉利德	33.38	HIV-1 感染
34	Januvia（西格列汀）	默沙东	33.06	2 型糖尿病
35	Xolair（奥马珠单抗）	诺华/罗氏	32.81	哮喘
36	Jakafi（芦可替尼）	Incyte/诺华	32.76	骨髓纤维化
37	Entyvio（维得利珠单抗）	武田	32.52	溃疡性肠炎
38	Ozempic（索马鲁肽）	诺和诺德	32.48	糖尿病
39	Iclusig（普纳替尼）	Ariad	31.80	慢性淋巴细胞白血病
40	Orencia（阿巴西普）	百时美施贵宝	31.57	自身免疫病
41	Pomalyst（泊马度胺）	百时美施贵宝	30.70	多发性骨髓瘤
42	Actemra（托珠单抗）	罗氏	30.5	类风湿关节炎
43	Lantus（甘精胰岛素）	赛诺菲	30.33	糖尿病
44	Gilenya（芬戈莫德）	诺华	30.03	多发性硬化症
45	Triumeq（多替拉米夫定）	葛兰素史克	29.80	HIV-1 感染
46	Tecentriq（阿替利珠单抗）	罗氏	29.19	多种癌症
47	Victoza（利拉鲁肽）	诺和诺德	28.70	糖尿病
48	流感疫苗	赛诺菲	28.18	流感
49	Veklury（瑞德西韦）	吉利德	28.11	新冠肺炎
50	Prolia（地舒单抗）	安进	27.63	骨质疏松

数据来源：各公司公开披露信息

附录 3　2020 年全球医疗器械公司 Top50

排名	公司	总收入（亿美元）
1	美敦力（Medtronic）	301.17
2	强生（Johnson & Johnson）	229.59
3	西门子医疗（Siemens Healthineers）	205.17
4	皇家飞利浦（Royal Philips）	197.37
5	丹纳赫（Danaher）	179.79
6	麦朗（Medline Industries）	175.00
7	GE 医疗（GE Healthcare）	170.00
8	康德乐（Cardinal Health）	166.87
9	依视路（Essilor）	164.49
10	史赛克（Stryker）	143.51
11	雅培（Abbott）	117.87
12	百特（Baxter）	116.73
13	汉瑞祥（Henry Schein）	101.19
14	波士顿科学（Boston Scientific）	99.13
15	碧迪（Becton, Dickinson）	94.79
16	欧麦斯-麦能（Owens & Minor）	84.80
17	贝朗（B. Braun Melsungen）	84.66
18	3M（3M Co.）	83.45
19	捷迈邦美（Zimmer Biomet）	70.25
20	爱尔康（Alcon）	67.63
21	泰尔茂（Terumo）	57.49
22	豪洛捷（Hologic）	56.32
23	富士胶片控股（Fujifilm Holdings）	54.00
24	施乐辉（Smith & Nephew）	45.60
25	爱德华兹生命科学（Edwards Lifesciences）	43.86
26	直觉外科（Intuitive Surgical）	43.58
27	费森尤斯（Fresenius）	42.69

续表

排名	公司	总收入（亿美元）
28	奥林巴斯（Olympus）	39.28
29	生物梅里埃（BioMerieux）	35.55
30	登士柏西诺德（Dentsply Sirona）	33.42
31	尼普洛（Nipro）	32.56
32	洁定（Getinge）	32.38
33	豪雅（Hoya）	32.01
34	瑞思迈（ResMed）	31.97
35	斯泰瑞（Steris）	31.08
36	屹龙（Hill-Rom）	30.19
37	康乐保（Coloplast）	29.70
38	保赫曼（Paul Hartmann）	27.74
39	索诺瓦（Sonova）	27.71
40	德尔格（Dragerwerk）	26.25
41	伯乐（Bio-Rad）	25.46
42	泰利福（Teleflex）	25.37
43	艾利科技（Align Technology）	24.72
44	库珀医疗（Cooper Cos.）	24.31
45	戴蒙特（Demant）	22.12
46	H.U. Group（原 Miraca）	20.88
47	库克医疗（Cook Medical）	20.35
48	布鲁克（Bruker）	19.88
49	德康（Dexcom）	19.27
50	康维德（Conva Tec）	18.94

数据来源：Medical Design & Outsourcing

附录4　2020年美国FDA批准的创新药（包括新分子实体和新生物制品）

序号	药品	公司	适应证	批准日期	批准类型	药品类型
1	Ayvakit	蓝图（Blueprint）	胃肠道间质瘤	2020/1/9	OBP	NME
2	Tepezza	Horizon	甲状腺眼病	2020/1/21	OBP	BLA
3	Tazverik	Epizyme	上皮样肉瘤	2020/1/24	OPA	NME
4	Pizensy	Braintree	成人慢性特发性便秘	2020/2/12		NME
5	Nexletol	Esperion	高胆固醇血症	2020/2/21		NME
6	Vyepti	灵北	成人偏头痛的预防	2020/2/21		BLA
7	Barhemsys	Acacia	术后恶心呕吐	2020/2/27		NME
8	Nurtec	Biohaven	成人偏头发作的急性治疗	2020/2/27		BLA
9	Sarclisa	赛诺菲	成人多发性骨髓瘤	2020/3/2	O	BLA
10	Isturisa	诺华	库欣综合征	2020/3/7	O	NME
11	Zeposia	百时美施贵宝	成人复发型多发性硬化症	2020/3/26		NME
12	Koselugo	阿斯利康/默沙东	神经纤维瘤病1型	2020/4/10	OBP	NME
13	Tukysa	Seattle	乳腺癌	2020/4/17	OBP	NME
14	Pemazyre	Incyte	胆管癌	2020/4/17	OBPA	NME
15	Trodelvy	Immunomedics	乳腺癌	2020/4/22	BPA	BLA
16	Ongentys	Neurocrine	帕金森病	2020/4/27		NME
17	Tabrecta	诺华	非小细胞肺癌	2020/5/6	OBPA	NME
18	Retevmo	礼来	多种癌症	2020/5/8	OBPA	NME
19	Qinlock	Deciphera	成人晚期胃肠道间质瘤	2020/5/15	OBP	NME
20	Cerianna	Zionexa	乳腺癌	2020/5/20		NME
21	Artesunate	Amivas	重症疟疾	2020/5/26	OBP	NME
22	Tauvid	礼来	阿尔茨海默病	2020/5/28	P	NME
23	Uplizna	Viela	视神经脊髓炎谱系疾病	2020/6/11	OB	BLA
24	Zepzelca	Jazz	小细胞肺癌	2020/6/15	OPA	NME
25	Dojolvi	Ultragenyx	长链脂肪酸氧化障碍	2020/6/30	O	NME
26	Byfavo	Acacia	镇静	2020/7/2		NME
27	Rukobia	ViiV Healthcare	HIV	2020/7/2	BP	NME
28	Inqovi	Qtsuka	骨髓增生异常、白血病	2020/7/7	OP	NME

续表

序号	药品	公司	适应证	批准日期	批准类型	药品类型
29	Xeglyze	Dr. Reddy Labs	头虱	2020/7/24		NME
30	Monjuvi	MorphoSys/Incyte	弥漫大 B 细胞淋巴瘤	2020/7/31	OBPA	BLA
31	Blenrep	GSK	成人多发性骨髓瘤	2020/8/6	OBPA	BLA
32	Lampit	拜耳	美洲锥虫病	2020/8/6	OPA	NME
33	Olinvyk	Trevena	术后疼痛	2020/8/7		NME
34	Evrysdi	罗氏	脊髓性肌萎缩	2020/8/7	OP	NME
35	Viltepso	Nippon Shinyaku	杜氏肌营养不良	2020/8/12	OPA	NME
36	Enspryng	罗氏	视神经脊髓炎	2020/8/15	OB	BLA
37	Winlevi	Cassiopea	痤疮	2020/8/26		NME
38	Sogroya	诺和诺德	生长激素缺乏症	2020/8/28		BLA
39	Detectnet	RadioMedix/Curium	神经内分泌肿瘤	2020/9/3	O	NME
40	Gavreto	蓝图（Blueprint）	非小细胞肺癌	2020/9/4	OBPA	NME
41	Inmazeb	再生元	埃博拉病毒	2020/10/14	OBP	BLA
42	Veklury	吉利德	新冠肺炎	2020/10/22	P	NME
43	Zokinvy	Eiger	早衰核纤层蛋白病	2020/11/20	OBP	NME
44	Oxlumo	Alnylam	1 型原发性高草酸尿症	2020/11/23	OBP	NME
45	Imcivree	Rhythm	基因缺陷导致的肥胖	2020/11/25	OBP	NME
46	Danyelza	Y-mAbs	神经母细胞瘤	2020/11/25	OBP	BLA
47	Gallium 68 PSMA-11	UCLA/UCSF	前列腺癌显像诊断	2020/12/1		NME
48	Orladeyo	BioCryst	遗传性血管性水肿预防	2020/12/3	O	NME
49	Klisyri	ATHENEX	光化性角化病	2020/12/14		NME
50	Margenza	MacroGenics	乳腺癌	2020/12/17		BLA
51	Orgovyx	Myovant	成人晚期前列腺癌	2020/12/18	P	NME
52	Ebanga	Ridgebak	埃博拉病毒	2020/12/21	OBP	BLA
53	Gemtesa	Urovant	膀胱过度活动症	2020/12/23	OP	NME

数据来源：美国 FDA

注：P 为优先评审，O 为孤儿药，A 为加速批准，B 为突破性疗法。NME 为新分子实体。BLA 为新生物制品。

附录 5　2020 年中国医药工业百强名单

序号	企业名称	所在地
1	中国医药集团有限公司	北京
2	扬子江药业集团有限公司	江苏
3	广州医药集团有限公司	广东
4	江苏恒瑞医药股份有限公司	江苏
5	华润医药控股有限公司	北京
6	修正药业集团股份有限公司	吉林
7	上海复星医药（集团）股份有限公司	上海
8	上海医药（集团）有限公司	上海
9	齐鲁制药集团有限公司	山东
10	石药控股集团有限公司	河北
11	江西济民可信集团有限公司	江西
12	中国远大集团有限责任公司	北京
13	拜耳医药保健有限公司	北京
14	阿斯利康制药有限公司	江苏
15	正大天晴药业集团股份有限公司	江苏
16	辉瑞制药有限公司	辽宁
17	四川科伦药业股份有限公司	四川
18	诺和诺德（中国）制药有限公司	天津
19	上海罗氏制药有限公司	上海
20	珠海联邦制药股份有限公司	广东
21	山东步长制药股份有限公司	山东
22	威高集团有限公司	山东
23	丽珠医药集团股份有限公司	广东
24	杭州默沙东制药有限公司	浙江
25	人福医药集团股份公司	湖北
26	赛诺菲（中国）投资有限公司	北京
27	华北制药集团有限责任公司	河北
28	新和成控股集团有限公司	浙江
29	西安杨森制药有限公司	陕西
30	鲁南制药集团股份有限公司	山东
31	石家庄以岭药业股份有限公司	河北
32	江苏豪森药业集团有限公司	江苏

续表

序号	企业名称	所在地
33	北京诺华制药有限公司	北京
34	费森尤斯卡比（中国）投资有限公司	北京
35	赛诺菲（杭州）制药有限公司	浙江
36	天津市医药集团有限公司	天津
37	长春高新技术产业（集团）股份有限公司	吉林
38	中国北京同仁堂（集团）有限责任公司	北京
39	深圳市东阳光实业发展有限公司	广东
40	普洛药业股份有限公司	浙江
41	天士力控股集团有限公司	天津
42	天津红日药业股份有限公司	天津
43	浙江华海药业股份有限公司	浙江
44	山东新华制药股份有限公司	山东
45	云南白药集团股份有限公司	云南
46	浙江海正药业股份有限公司	浙江
47	振德医疗用品股份有限公司	浙江
48	江苏济川控股集团有限公司	江苏
49	太极集团有限公司	重庆
50	浙江康恩贝制药股份有限公司	浙江
51	沈阳三生制药有限责任公司	辽宁
52	浙江医药股份有限公司	浙江
53	瑞阳制药股份有限公司	山东
54	华立医药集团有限公司	浙江
55	华兰生物工程股份有限公司	河南
56	山西振东健康产业集团有限公司	山西
57	中美上海施贵宝制药有限公司	上海
58	上海勃林格殷格翰药业有限公司	上海
59	圣湘生物科技股份有限公司	湖南
60	先声药业有限公司	江苏
61	山东鲁抗医药股份有限公司	山东
62	烟台绿叶医药控股有限公司	山东
63	东北制药集团股份有限公司	辽宁
64	仁和（集团）发展有限公司	江西
65	上海创诺医药集团有限公司	上海
66	江苏奥赛康药业有限公司	江苏

续表

序号	企业名称	所在地
67	浙江仙琚制药股份有限公司	浙江
68	江苏苏中药业集团股份有限公司	江苏
69	中国医药健康产业股份有限公司	北京
70	信达生物制药（苏州）有限公司	江苏
71	山东罗欣药业集团股份有限公司	山东
72	石家庄四药有限公司	河北
73	成都倍特药业股份有限公司	四川
74	辰欣科技集团有限公司	山东
75	悦康药业集团股份有限公司	北京
76	京新控股集团有限公司	浙江
77	葵花药业集团股份有限公司	黑龙江
78	烟台东诚药业集团股份有限公司	山东
79	广西梧州中恒集团股份有限公司	广西
80	海思科医药集团股份有限公司	西藏
81	甘李药业股份有限公司	北京
82	成都康弘药业集团股份有限公司	四川
83	百特（中国）投资有限公司	上海
84	深圳市海普瑞药业集团股份有限公司	广东
85	施慧达药业集团（吉林）有限公司	吉林
86	哈尔滨誉衡集团有限公司	黑龙江
87	奥美医疗用品股份有限公司	湖北
88	卫材（中国）投资有限公司	江苏
89	北京泰德制药股份有限公司	北京
90	贵州益佰制药股份有限公司	贵州
91	亚宝药业集团股份有限公司	山西
92	神威药业集团有限公司	河北
93	安斯泰来制药（中国）有限公司	辽宁
94	好医生药业集团有限公司	四川
95	山东金城医药集团股份有限公司	山东
96	施维雅（天津）制药有限公司	天津
97	玉溪沃森生物技术有限公司	云南
98	江苏恩华药业股份有限公司	江苏
99	山东齐都药业有限公司	山东
100	华邦生命健康股份有限公司	重庆

数据来源：中国医药工业信息中心

附录 6　经认定的北京市生物医药重点实验室

序号	机构名称	依托单位
1	细胞工程和抗体药物北京市重点实验室	中国人民解放军总医院
2	造血干细胞移植治疗血液病北京市重点实验室	北京大学人民医院
3	临床流行病学北京市重点实验室	首都医科大学
4	皮肤病分子诊断北京市重点实验室	北京大学第一医院
5	脊柱疾病研究北京市重点实验室	北京大学第三医院
6	生殖内分泌与辅助生殖技术北京市重点实验室	北京大学第三医院
7	消化疾病癌前病变北京市重点实验室	首都医科大学附属北京友谊医院
8	生物医药成分分离与分析北京市重点实验室	北京理工大学
9	泌尿生殖系疾病（男）分子诊治北京市重点实验室	北京大学第一医院
10	肺损伤与感染北京市重点实验室	中国人民解放军总医院
11	植物源功能食品北京市重点实验室	中国农业大学
12	生物制造与快速成形技术北京市重点实验室	清华大学
13	心血管疾病微创技术研究北京市重点实验室	中国人民解放军总医院
14	病原微生物耐药与耐药基因组学北京市重点实验室	中国科学院微生物研究所
15	衰老及相关疾病研究北京市重点实验室	中国人民解放军总医院
16	风湿病机制及免疫诊断北京市重点实验室	北京大学人民医院
17	糖尿病防治研究北京市重点实验室	首都医科大学附属北京同仁医院
18	中药（天然药物）创新药物研发北京市重点实验室	中国医学科学院药用植物研究所
19	核检测技术北京市重点实验室	清华大学
20	视网膜脉络膜疾病诊治研究北京市重点实验室	北京大学人民医院
21	肝硬化转化医学北京市重点实验室	首都医科大学附属北京友谊医院
22	环境毒理学北京市重点实验室	首都医科大学
23	高血压病研究北京市重点实验室	首都医科大学附属北京朝阳医院
24	骨科再生医学北京市重点实验室	中国人民解放军总医院
25	帕金森病研究北京市重点实验室	北京市老年病医疗研究中心
26	精神疾病诊断与治疗北京市重点实验室	首都医科大学附属北京安定医院
27	抗肿瘤分子靶向药物临床研究北京市重点实验室	中国医学科学院肿瘤医院
28	低温生物医学工程学北京市重点实验室	中国科学院理化技术研究所
29	老年认知障碍疾病北京市重点实验室	首都医科大学宣武医院
30	中医正骨技术北京市重点实验室	中国中医科学院望京医院
31	药物临床风险与个体化应用评价北京市重点实验室	北京医院
32	高端植介入医疗器械优化设计与评测技术北京市重点实验室	北京航空航天大学
33	鼻病研究北京市重点实验室	首都医科大学附属北京同仁医院
34	癫痫病临床医学研究北京市重点实验室	首医大三博脑科医院（北京）有限公司
35	耐药结核病研究北京市重点实验室	北京市结核病胸部肿瘤研究所
36	晶型药物研究北京市重点实验室	中国医学科学院药物研究所

续表

序号	机构名称	依托单位
37	肿瘤系统生物学北京市重点实验室	北京大学
38	农业基因资源与生物技术北京市重点实验室	北京农业生物技术研究中心
39	儿童耳鼻咽喉头颈外科疾病北京市重点实验室	首都医科大学附属北京儿童医院
40	临床生物力学应用基础研究北京市重点实验室	首都医科大学
41	生物工程与传感技术北京市重点实验室	北京科技大学
42	中医养生学北京市重点实验室	北京中医药大学
43	分子影像北京市重点实验室	中国科学院自动化研究所
44	生物电磁学北京市重点实验室	中国科学院电工研究所
45	药物非临床安全评价研究北京市重点实验室	中国食品药品检定研究院
46	药物靶点研究与新药筛选北京市重点实验室	中国医学科学院药物研究所
47	心血管植入材料临床前研究评价北京市重点实验室	中国医学科学院阜外医院
48	艾滋病研究北京市重点实验室	首都医科大学附属北京佑安医院
49	药物传输技术及新型制剂北京市重点实验室	中国医学科学院药物研究所
50	结合疫苗新技术研究北京市重点实验室	北京民海生物科技有限公司
51	磁共振成像设备与技术北京市重点实验室	北京大学第三医院
52	中药药理北京市重点实验室	中国中医科学院西苑医院
53	中医药防治重大疾病基础研究北京市重点实验室	中国中医科学院医学实验中心
54	皮肤损伤修复与组织再生北京市重点实验室	中国人民解放军总医院
55	肾脏疾病研究北京市重点实验室	中国人民解放军总医院
56	恶性肿瘤转化研究北京市重点实验室	北京市肿瘤防治研究所
57	膜分离过程与技术北京市重点实验室	北京化工大学
58	儿童发育营养组学北京市重点实验室	首都儿科研究所
59	新发突发传染病研究北京市重点实验室	首都医科大学附属北京地坛医院
60	新药作用机制研究与药效评价北京市重点实验室	中国医学科学院药物研究所
61	代谢紊乱相关心血管疾病北京市重点实验室	首都医科大学
62	传染病分子诊断新技术北京市重点实验室	中国人民解放军军事科学院军事医学研究院
63	药物依赖性研究北京市重点实验室	北京大学
64	中枢神经系统损伤研究北京市重点实验室	北京市神经外科研究所
65	磁共振成像脑信息学北京市重点实验室	首都医科大学宣武医院
66	心血管受体研究北京市重点实验室	北京大学第三医院
67	儿童血液病与肿瘤分子分型北京市重点实验室	首都医科大学附属北京儿童医院
68	心脏药械技术与循证医学研究北京市重点实验室	北京美中双和医疗器械股份有限公司
69	代谢及心血管分子医学北京市重点实验室	北京大学
70	运动医学关节伤病北京市重点实验室	北京大学第三医院
71	神经系统小血管病探索北京市重点实验室	北京大学第一医院
72	肿瘤治疗性疫苗北京市重点实验室	首都医科大学附属北京世纪坛医院

续表

序号	机构名称	依托单位
73	基因组与精准医学检测技术北京市重点实验室	中国科学院北京基因组研究所
74	食品安全毒理学研究与评价北京市重点实验室	北京大学
75	抗性基因资源与分子发育北京市重点实验室	北京师范大学
76	活性物质发现与适药化北京市重点实验室	中国医学科学院药物研究所
77	中药成分分析与生物评价北京市重点实验室	北京市药品检验研究院（北京市疫苗检验中心）
78	生物制品安全性评价北京市重点实验室	北京昭衍新药研究中心股份有限公司
79	全牙再生与口腔组织功能重建北京市重点实验室	首都医科大学附属北京口腔医院
80	热带病防治研究北京市重点实验室	首都医科大学附属北京友谊医院
81	丙型肝炎和肝病免疫治疗北京市重点实验室	北京大学人民医院
82	乙型肝炎与肝癌转化医学研究北京市重点实验室	首都医科大学附属北京佑安医院
83	单克隆抗体上游研发技术北京市重点实验室	北京义翘神州科技有限公司
84	蛋白质组学北京市重点实验室	北京市蛋白质组研究中心
85	DNA 损伤应答北京市重点实验室	首都师范大学
86	基因组学研究北京市重点实验室	北京诺赛基因组研究中心有限公司
87	脑肿瘤研究北京市重点实验室	北京市神经外科研究所
88	神经精神药理学北京市重点实验室	中国人民解放军军事科学院军事医学研究院
89	脑功能疾病调控治疗北京市重点实验室	首都医科大学宣武医院
90	脑血管病转化医学北京市重点实验室	首都医科大学
91	证候与方剂基础研究北京市重点实验室	北京中医药大学
92	道地中药材功能基因组研究北京市重点实验室	中国中医科学院中药研究所
93	生化诊断试剂检验技术北京市重点实验室	北京利德曼生化股份有限公司
94	器官移植与免疫调节北京市重点实验室	中国人民解放军第八医学中心
95	分子药剂学与新释药系统北京市重点实验室	北京大学
96	中药生产过程控制与质量评价北京市重点实验室	北京中医药大学
97	骨科机器人技术北京市重点实验室	北京积水潭医院
98	临床合理用药生物特征谱学评价北京市重点实验室	首都医科大学附属北京世纪坛医院
99	肝衰竭与人工肝治疗研究北京市重点实验室	首都医科大学附属北京佑安医院
100	眼部神经损伤的重建保护与康复北京市重点实验室	北京大学第三医院
101	冠心病精准治疗北京市重点实验室	首都医科大学附属北京安贞医院
102	生物材料与神经再生北京市重点实验室	北京航空航天大学
103	慢性疾病的免疫学研究北京市重点实验室	清华大学
104	胎儿心脏病母胎医学研究北京市重点实验室	首都医科大学附属北京安贞医院
105	中医络病研究北京市重点实验室	首都医科大学
106	中药鉴定与安全性评估北京市重点实验室	中国中医科学院中药研究所
107	急性心肌梗死早期预警和干预北京市重点实验室	北京大学人民医院
108	创新药物临床药代药效研究北京市重点实验室	中国医学科学院北京协和医院
109	结直肠癌诊疗研究北京市重点实验室	北京大学人民医院
110	过敏性疾病精准诊疗研究北京市重点实验室	中国医学科学院北京协和医院

续表

序号	机构名称	依托单位
111	肿瘤侵袭和转移机制研究北京市重点实验室	首都医科大学
112	骨与软组织肿瘤研究北京市重点实验室	北京大学人民医院
113	痴呆诊治转化医学研究北京市重点实验室	北京大学第六医院
114	头颈部分子病理诊断北京市重点实验室	首都医科大学附属北京同仁医院
115	结核病诊疗新技术北京市重点实验室	中国人民解放军第八医学中心
116	儿童病毒病病原学北京市重点实验室	首都儿科研究所
117	低氧适应转化医学北京市重点实验室	首都医科大学宣武医院
118	免疫炎性疾病北京市重点实验室	中日友好医院
119	中医药防治过敏性疾病北京市重点实验室	中日友好医院
120	聋病防治北京市重点实验室	中国人民解放军总医院
121	幽门螺杆菌感染及上胃肠疾病防治研究北京市重点实验室	北京大学第三医院
122	干细胞新药研发及临床转化研究北京市重点实验室	中国医学科学院基础医学研究所
123	造血干细胞治疗及转化研究北京市重点实验室	中国人民解放军第五医学中心
124	动物衰老细胞生物学北京市重点实验室	北京生命科学研究所
125	移植耐受与器官保护北京市重点实验室	首都医科大学附属北京友谊医院
126	儿科遗传性疾病分子诊断与研究北京市重点实验室	北京大学第一医院
127	血液安全保障技术研究北京市重点实验室	中国人民解放军军事科学院军事医学研究院
128	创新药物非临床药物代谢及药代/药效研究北京市重点实验室	中国医学科学院药物研究所
129	放射生物学北京市重点实验室	中国人民解放军军事科学院军事医学研究院
130	蛋白质修饰与细胞功能北京市重点实验室	北京大学
131	妊娠合并糖尿病母胎医学研究北京市重点实验室	北京大学第一医院
132	骨骼畸形遗传学研究北京市重点实验室	中国医学科学院北京协和医院
133	治疗性基因工程抗体北京市重点实验室	中国人民解放军军事科学院军事医学研究院
134	女性盆底疾病研究北京市重点实验室	北京大学人民医院
135	病原微生物感染与免疫防御北京市重点实验室	北京生命科学研究所
136	机器人仿生与功能研究北京市重点实验室	北京建筑大学
137	雾霾健康效应与防护北京市重点实验室	国家纳米科学中心
138	眼内肿瘤诊治研究北京市重点实验室	首都医科大学附属北京同仁医院
139	功能性胃肠病中医诊治北京市重点实验室	中国中医科学院望京医院
140	银屑病中医临床基础研究北京市重点实验室	北京市中医研究所
141	新发再发传染病动物模型研究北京市重点实验室	中国医学科学院医学实验动物研究所
142	老年功能障碍康复辅助技术北京市重点实验室	国家康复辅具研究中心
143	神经影像大数据与人脑连接组学北京市重点实验室	北京师范大学
144	脑功能重建北京市重点实验室	首都医科大学附属北京天坛医院

续表

序号	机构名称	依托单位
145	核医学分子靶向诊疗北京市重点实验室	中国医学科学院北京协和医院
146	出生缺陷遗传学研究北京市重点实验室	首都医科大学附属北京儿童医院
147	行为与心理健康北京市重点实验室	北京大学
148	心血管疾病分子诊断北京市重点实验室	中国医学科学院阜外医院
149	尿液细胞分子诊断北京市重点实验室	首都医科大学附属北京世纪坛医院
150	上气道功能障碍相关心血管疾病研究北京市重点实验室	首都医科大学附属北京安贞医院
151	中药品质评价北京市重点实验室	北京中医药大学
152	神经退行性疾病生物标志物研究及转化北京市重点实验室	北京大学第三医院
153	针灸神经调控北京市重点实验室	首都医科大学附属北京中医医院
154	慢性心衰精准医学北京市重点实验室	中国人民解放军总医院
155	侵袭性真菌病机制研究与精准诊断北京市重点实验室	中国医学科学院北京协和医院
156	肝硬化肝癌基础研究北京市重点实验室	北京大学人民医院
157	媒介生物危害和自然疫源性疾病北京市重点实验室	中国人民解放军军事科学院军事医学研究院
158	儿童呼吸道感染性疾病研究北京市重点实验室	首都医科大学附属北京儿童医院
159	神经电刺激研究与治疗北京市重点实验室	北京市神经外科研究所
160	中医感染性疾病基础研究北京市重点实验室	北京市中医研究所
161	抗感染药物研究北京市重点实验室	中国医学科学院医药生物技术研究所
162	生物应急与临床 POCT 北京市重点实验室	中国人民解放军军事科学院军事医学研究院
163	医疗器械检验与安全性评价北京市重点实验室	北京市医疗器械检验所
164	口腔数字医学北京市重点实验室	北京大学口腔医院
165	儿童器官功能衰竭北京市重点实验室	中国人民解放军陆军总医院
166	儿童慢性肾脏病与血液净化北京市重点实验室	首都医科大学附属北京儿童医院
167	神经损伤与康复北京市重点实验室	中国康复研究中心
168	心肺脑复苏北京市重点实验室	首都医科大学附属北京朝阳医院
169	传染病相关疾病生物标志物北京市重点实验室	首都医科大学附属北京佑安医院
170	脑网络组北京市重点实验室	中国科学院自动化研究所

数据来源：北京市科学技术委员会

附录 7　经认定的北京市工程技术研究中心名单（生物医药类）

序号	机构名称	依托单位
1	北京市呼吸与危重症诊治工程技术研究中心	首都医科大学附属北京朝阳医院
2	北京市脂质靶向制剂工程技术研究中心	北京泰德制药股份有限公司
3	北京市重组蛋白药物工程技术研究中心	北京凯因科技股份有限公司
4	北京市传染病诊断工程技术研究中心	北京万泰生物药业股份有限公司
5	北京市蛋白和抗体研发及制备工程技术研究中心	神州细胞工程有限公司
6	北京市智能康复工程技术研究中心	北京大学
7	北京市基因工程抗体药物工程技术研究中心	百泰生物药业有限公司
8	北京市生殖避孕药物工程技术研究中心	华润紫竹药业有限公司
9	北京市人工听觉工程技术研究中心	首都医科大学附属北京同仁医院
10	北京市心脑血管医疗技术与器械工程技术研究中心	首都医科大学附属北京安贞医院
11	北京市口服固体制剂产业化工程技术研究中心	华润赛科药业有限责任公司
12	北京市心脏病介入诊疗设备工程技术研究中心	乐普（北京）医疗器械股份有限公司
13	北京市裸质粒基因治疗药物工程技术研究中心	北京诺思兰德生物技术股份有限公司
14	北京市肿瘤与糖尿病小分子靶向新药工程技术研究中心	北京赛林泰医药技术有限公司
15	北京市大容量注射剂质量工程技术研究中心	华润双鹤药业股份有限公司
16	北京市医用内植物工程技术研究中心	北京纳通科技集团有限公司
17	北京市新型人用预防性疫苗工程技术研究中心	北京科兴生物制品有限公司
18	北京市重组蛋白及其长效制剂工程技术研究中心	北京双鹭药业股份有限公司
19	北京市长效干扰素工程技术研究中心	北京三元基因药业股份有限公司
20	北京市缓控释制剂工程技术研究中心	北京星昊医药股份有限公司
21	北京市 3D 打印骨科应用工程技术研究中心	北京爱康宜诚医疗器材有限公司
22	北京市手术与危重症系统工程技术研究中心	北京谊安医疗系统股份有限公司
23	北京市细菌性疫苗工程技术研究中心	北京智飞绿竹生物制药有限公司
24	北京市食品安全免疫快速检测工程技术研究中心	北京勤邦生物技术有限公司
25	北京市神经系统 3D 打印临床医学转化工程技术研究中心	首都医科大学附属北京天坛医院
26	北京市神经介入工程技术研究中心	首都医科大学附属北京天坛医院

续表

序号	机构名称	依托单位
27	北京市肝炎与肝癌精准医疗及转化工程技术研究中心	北京市肝病研究所
28	北京市口腔材料工程技术研究中心	安泰科技股份有限公司
29	北京市骨科植入医疗器械工程技术研究中心	中国人民解放军总医院第四医学中心
30	北京市纳米生物医学检测工程技术研究中心	国家纳米科学中心
31	北京市数字化医疗 3D 打印工程技术研究中心	北京工业大学
32	北京市生物医学分子检测工程技术研究中心	中国科学院生物物理研究所
33	北京市基因测序与功能分析工程技术研究中心	北京市理化分析测试中心
34	北京市水溶性高分子凝胶贴膏剂工程技术研究中心	北京泰德制药股份有限公司
35	北京市生物大分子药物转化工程技术研究中心	中国科学院生物物理研究所
36	北京市医用影像诊断装备工程技术研究中心	北京万东医疗科技股份有限公司
37	北京市人类重大疾病实验动物模型工程技术研究中心	中国医学科学院医学实验动物研究所
38	北京市纳微化结构药物工程技术研究中心	北京万生药业有限责任公司
39	北京市免疫试剂临床工程技术研究中心	首都医科大学附属北京天坛医院
40	北京市核医学装备工程技术研究中心	北京大基康明医疗设备有限公司
41	北京市儿童外科矫形器具工程技术研究中心	首都医科大学附属北京儿童医院
42	北京市临床检验工程技术研究中心	北京医院
43	北京市多模态医学影像工程技术研究中心	清华大学
44	北京市大血管外科植入式人工材料工程技术研究中心	首都医科大学附属北京安贞医院
45	北京市蛋白功能肽工程技术研究中心	中国食品发酵工业研究院有限公司
46	北京市无线医疗与健康工程技术研究中心	清华大学
47	北京市抗肿瘤新药创制工程技术研究中心	百济神州（北京）生物科技有限公司
48	北京市新型联合疫苗工程技术研究中心	北京民海生物科技有限公司
49	北京市神经药物工程技术研究中心	北京市老年病医疗研究中心
50	北京市中药配方颗粒工程技术研究中心	北京康仁堂药业有限公司
51	北京市蛋白质药物工程技术研究中心	舒泰神（北京）生物制药股份有限公司
52	北京市呼吸疾病药物工程技术研究中心	扬子江药业集团北京海燕药业有限公司

数据来源：北京市科学技术委员会

附录 8　北京市药品非临床研究质量管理规范认证（GLP 认证）机构名单

序号	机构名称	试验项目	认证批件编号
1	中国人民解放军军事医学科学院毒物药物研究所（国家北京药物安全评价研究中心）	1.遗传毒性试验（小鼠淋巴瘤试验）	GLP15008076
		1.单次给药毒性试验（啮齿类、非啮齿类） 2.反复给药毒性试验（啮齿类、非啮齿类） 3.生殖毒性试验 4.遗传毒性试验（Ames、微核、染色体畸变） 5.致癌试验 6.局部毒性试验 7.免疫原性试验 8.安全性药理试验 9.依赖性试验 10.毒代动力学试验	N/A
2	康龙化成（北京）生物技术有限公司	1.生殖毒性试验（Ⅲ段） 2.遗传毒性试验（小鼠淋巴瘤试验）	GLP20001113
		1.生殖毒性试验（Ⅰ段、Ⅱ段） 2.遗传毒性试验（Ames、微核、染色体畸变）	GLP15010078
		1.单次和多次给药毒性试验（啮齿类） 2.单次和多次给药毒性试验（非啮齿类） 3.局部毒性试验 4.免疫原性试验 5.安全性药理试验 6.毒代动力学试验	GLP14001058
3	北京协和建昊医药技术开发有限责任公司（中国医学科学院北京协和医学院新药安全评价研究中心）	1.单次和多次给药毒性试验（啮齿类） 2.单次和多次给药毒性试验（非啮齿类） 3.生殖毒性试验（Ⅰ段、Ⅱ段、Ⅲ段） 4.遗传毒性试验（Ames、微核、染色体畸变） 5.致癌试验 6.局部毒性试验 7.免疫原性试验 8.安全性药理试验 9.毒代动力学试验	GLP14004061
		1.单次和多次给药毒性试验（啮齿类） 2.单次和多次给药毒性试验（非啮齿类） 3.生殖毒性试验（Ⅰ段、Ⅱ段、Ⅲ段） 4.遗传毒性试验（Ames、微核、染色体畸变） 5.致癌试验 6.局部毒性试验 7.免疫原性试验 8.安全性药理试验 9.毒代动力学试验	GLP10012026

续表

序号	机构名称	试验项目	认证批件编号
3	北京协和建昊医药技术开发有限责任公司（中国医学科学院北京协和医学院新药安全评价研究中心）	1.单次和多次给药毒性试验（啮齿类） 2.反复给药毒性试验（非啮齿类） 3.生殖毒性试验 4.遗传毒性试验（Ames、微核、染色体畸变） 5.致癌试验 6.局部毒性试验 7.免疫原性试验 8.安全性药理试验	N/A
4	中国医学科学院医学实验动物研究所（新药安全评价研究中心）	1.免疫原性试验	GLP14008065
		1.单次和多次给药毒性试验（啮齿类） 2.单次和多次给药毒性试验（非啮齿类） 3.遗传毒性试验（Ames、微核、染色体畸变） 4.局部毒性试验 5.安全性药理试验	GLP11001029
	中国医学科学院实验动物研究所	1.单次和多次给药毒性试验（非啮齿类） 2.安全性药理试验	GLP07002002
5	中国人民解放军疾病预防控制所（毒理学评价研究中心）	1.单次和多次给药毒性试验（啮齿类） 2.单次和多次给药毒性试验（非啮齿类） 3.生殖毒性试验（Ⅰ段、Ⅱ段、Ⅲ段） 4.遗传毒性试验（Ames、微核、染色体畸变） 5.局部毒性试验 6.免疫原性试验 7.安全性药理试验	GLP12004042
6	中国食品药品检定研究院（国家药物安全评价监测中心）	1.单次和多次给药毒性试验（啮齿类） 2.单次和多次给药毒性试验（非啮齿类） 3.生殖毒性试验（Ⅰ段、Ⅱ段、Ⅲ段） 4.遗传毒性试验（Ames、微核、染色体畸变、小鼠淋巴瘤试验） 5.致癌试验 6.局部毒性试验 7.免疫原性试验 8.安全性药理试验 9.依赖性试验 10.毒代动力学试验	GLP12002040
7	中国食品药品检定所（国家药物安全评价监测中心）	1.单次和多次给药毒性试验（啮齿、非啮齿类） 2.生殖毒性试验 3.遗传毒性试验 4.致癌试验 5.局部毒性试验 6.免疫原性试验 7.安全性药理试验 8.毒代动力学试验	N/A

续表

序号	机构名称	试验项目	认证批件编号
8	北京昭衍新药研究中心有限公司	依赖性试验	GLP20006118
		1.单次和多次给药毒性试验（啮齿类）	
		2.单次和多次给药毒性试验（非啮齿类）	
		3.生殖毒性试验（Ⅰ段、Ⅱ段、Ⅲ段）	
		4.遗传毒性试验（Ames、微核、染色体畸变）	
		5.致癌试验	GLP11005033
		6.局部毒性试验	
		7.免疫原性试验	
		8.安全性药理试验	
		9.毒代动力学试验	
		1.单次给药毒性试验（啮齿、非啮齿类）	
		2.反复给药毒性试验（啮齿、非啮齿类）	
		3.生殖毒性试验	
		4.遗传毒性试验（Ames、微核、染色体畸变）	N/A
		5.致癌试验	
		6.局部毒性试验	
		7.免疫原性试验	
		8.安全性药理试验	
9	中国中医科学院中药研究所（中药安全评价中心）	1.单次和多次给药毒性试验（啮齿类）	GLP11007035
10	北京市药品检验所（药物安全评价中心）	1.单次和多次给药毒性试验（啮齿类）	GLP20004116
		2.局部毒性试验	
		3.免疫原性试验（过敏试验）	
		1.单次和多次给药毒性试验（啮齿类）	GLP08001006
		2.局部毒性试验	
		3.免疫原性试验（过敏试验）	
11	中国辐射防护研究院（药物安全性评价中心）	1.单次和多次给药毒性试验（非啮齿类，不含灵长类）	GLP20005117
		2.安全性药理试验	
		3.毒代动力学试验	
		4.具有放射性物质的安全性试验[单次和多次给药毒性试验(啮齿类)、遗传毒性试验(Ames、微核、染色体畸变)、局部毒性试验、生殖毒性试验（Ⅰ段、Ⅱ段）、单次和多次给药毒性试验（非啮齿类，不含灵长类）、安全性药理试验、毒代动力学试验]	
		1 生殖毒性试验（Ⅰ段、Ⅱ段）	GLP19001104
		1.单次和多次给药毒性试验（非啮齿类，不含猴）	GLP11004032
		2.遗传毒性试验（Ames、微核、染色体畸变）	
		3.局部毒性试验	
		4.安全性药理	
		1.单次给药毒性试验（啮齿类）	N/A
		2.多次给药毒性试验（啮齿类）	

续表

序号	机构名称	试验项目	认证批件编号
12	中国人民解放军第二军医大学（药物安全性评价中心）	1 生殖毒性试验（Ⅰ段、Ⅱ段） 2.遗传毒性试验（Ames、微核、染色体畸变）	GLP15001069
		1.单次和多次给药毒性试验（啮齿类） 2.单次和多次给药毒性试验（非啮齿类，不含灵长类） 3.局部毒性试验 4.免疫原性试验 5.安全性药理试验 6.毒代动力学试验	N/A

数据来源：国家药品监督管理局

附录9　2020～2021 上半年北京医药健康产业大事记

2020 年 1 月北京生命科学研究所王晓东院士获费萨尔国王科学奖

1 月 9 日，北京生命科学研究所所长王晓东院士获得费萨尔国王科学奖，成为第五位获此殊荣的华裔科学家。该奖旨在奖励王晓东在人类细胞线粒体凋亡通路和细胞程序性坏死的生物化学及其生理学方面的发现。

2020 年 1 月 2019 年国家科学技术奖励大会在京召开

1 月 10 日，2019 年国家科学技术奖励大会在京召开。北京市共有 71 个项目获得国家科学技术奖，占国家奖通用项目授奖总数的 297%，居全国首位。

2020 年 2 月北京发布《关于加强新型冠状病毒肺炎科技攻关促进医药健康创新发展的若干措施》

2 月 2 日，北京市科委等 8 部门联合发布《关于加强新型冠状病毒肺炎科技攻关促进医药健康创新发展的若干措施》，提出针对新发突发传染病，在疾病流行监测与预警、快速筛查、新药（疫苗）研发等方面，推动北京医疗卫生机构、高校院所、创新企业建立协同创新的快速反应体系。

2020 年 2 月乐普医疗 AI 心电产品获批

2 月 7 日，乐普医疗发布公告，公司 AI 事业部下属全资子公司深圳市凯沃尔电子有限公司自主研制的人工智能"心电分析软件"（AI-ECG Platform），以及全资子公司乐普（北京）医疗装备有限公司自主研制的两款医用血管造影 X 射线机获得国家药品监督管理局（NMPA）的注册批准。

2020 年 3 月陈薇院士团队腺病毒载体疫苗获批开展 I 期临床试验

3 月 16 日，军事科学院军事医学研究院生物工程研究所陈薇院士牵头研发的重组新型冠状病毒疫苗（腺病毒载体）(Ad5-nCoV) 获批并启动 I 期临床试验，成为全球第 2 款进入临床阶段的新冠疫苗。

2020 年 4 月北京金豪制药新冠病毒核酸检测试剂上市

4 月 3 日，北京金豪制药股份有限公司研发的新型冠状病毒 2019-nCoV 核酸检测试剂盒（荧光 PCR 法）正式获批上市。

2020 年 4 月陈薇院士团队腺病毒载体疫苗启动 II 期临床试验

4 月 12 日，军事科学院军事医学研究院陈薇院士团队研发的腺病毒载体疫苗进入 II 期临床试验，成为全球第 1 款启动临床 II 期试验的疫苗。

2020 年 4 月科兴中维灭活疫苗获批开展 I 期临床试验

4 月 13 日，科兴中维新型冠状病毒灭活疫苗获批进入 I 期临床试验，成为全球第 4 款进入临床阶段的新冠疫苗。

2020 年 4 月中生北京灭活疫苗获批开展 I 期临床试验

4 月 29 日，中国生物技术股份有限公司北京生物制品研究所新冠肺炎灭活疫苗获批启动 I 期临床试验，成为全球第 7 款进入临床阶段的新冠疫苗。

2020 年 5 月北京新兴四寰新冠抗体检测试剂上市

5 月 8 日，北京新兴四寰生物技术有限公司研发的新型冠状病毒（2019-nCoV）IgM 抗体检测试剂盒正式获批上市。

2020 年 6 月北京纳捷新冠病毒核酸检测试剂上市

6 月 9 日，北京纳捷诊断试剂有限公司研发的新型冠状病毒（2019-nCoV）核酸检测试剂盒（荧光 PCR 法）正式获批上市。

2020 年 6 月北京金豪制药新冠抗体检测试剂上市

6 月 9 日，北京金豪制药股份有限公司研发的新型冠状病毒（2019-nCoV）IgM/IgG 抗体检测试剂盒（量子点荧光免疫法）正式获批上市。

2020 年 6 月北京华大吉比爱新冠抗体检测试剂上市

6 月 17 日，北京华大吉比爱生物技术有限公司研发的新型冠状病毒（2019-nCoV）IgM/IgG 抗体检测试剂盒（酶联免疫法）正式获批上市。

2020 年 7 月北京中关村生命科学园医药科技中心正式投入使用

7 月 1 日，北京中关村生命科学园医药科技中心正式投入使用。

2020 年 7 月北京启动重点人群新冠疫苗紧急使用（试用）

7 月 22 日，北京在国务院联防联控机制指导下，依法依规启动重点人群紧急使用（试用）。目的是在医务人员、防疫人员、边检人员以及保障城市基本运行人员等特殊人群中，先建立起免疫屏障，整个城市的运行就会有稳定的保障。

2020 年 7 月万泰生物新冠抗体检测产品获得美国 FDA 紧急使用授权

万泰生物公告，公司的新型冠状病毒抗体快速检测试剂盒（胶体金法）于 2020 年 7 月 10 日获得美国 FDA 签发的紧急使用授权。新型冠状病毒抗体快速检测试剂盒用于定性检测人血清、血浆（K2EDTA、肝素锂和柠檬酸钠）和静脉全血中新冠病毒的总抗体（包括 IgG 和 IgM 抗体）。

2020 年 9 月万泰生物鼻喷减毒流感病毒载体疫苗启动 I 期临床试验

9 月 10 日，北京万泰生物药业股份有限公司研发的鼻喷减毒流感病毒载体新冠肺炎疫苗启动 I 期临床试验。

2020 年 9 月 2020 年中关村论坛正式召开

9 月 17～20 日，2020 年中关村论坛在北京中关村国家自主创新示范区展示中心举办。

2020 年 9 月万泰生物新冠核酸检测产品获得美国 FDA 紧急使用授权

9 月 10 日万泰生物宣布该公司研发的新型冠状病毒（2019-nCoV）核酸检测试剂盒（PCR-荧光探针法）获得美国食品药品监督管理局签发的紧急使用授权。该产品之前已经获得欧盟 CE 认证，并加入世界卫生组织（WHO）紧急使用清单（EUL）。

2020 年 11 月北京金沃夫生物新冠抗原检测试剂上市

11 月 3 日，北京金沃夫生物工程科技有限公司研发的新型冠状病毒（2019-nCoV）抗原检测试剂盒（乳胶法）获批上市。

2020 年 11 月万泰生物新冠病毒检测试剂盒获欧盟 CE 认证

11 月 4 日，万泰生物宣布新型冠状病毒（2019-nCoV）抗原检测试剂盒（胶体金法）获得欧盟 CE 认证。

2021 年 1 月百济神州生物药业有限公司与诺华达成 22 亿美元 license out 合作

1 月 12 日，百济神州生物药业有限公司宣布与全球性药企诺华（Novartis）就其自主研发的抗 PD-1 抗体药物替雷利珠单抗在多个国家的开发、生产与商业化达成合作与授权协议，首付款高达 6.5 亿美元，成为迄今为止首付金额最高的中国新药授权合作项目，总交易金额超过 22 亿美元，创中国国内单品种药物授权合作金额最高纪录。

2021 年 2 月北京科兴中维生物技术有限公司新冠疫苗已获得国家药监局批准附条件上市

2 月 6 日，科兴控股生物技术有限公司宣布，旗下子公司北京科兴中维生物技术有限公司研制的新型冠状病毒灭活疫苗克尔来福在国内附条件上市。适合 18

岁及以上人群的预防接种，基础免疫程序为 2 剂次，间隔 14~28 天，人用剂量为 0.5ml。

2021 年 3 月北京新增 2 款京研新冠疫苗品种获批在国内紧急使用

2021 年 3 月 10 日，中国科学院微生物研究所与合作企业联合研发的重组新型冠状病毒疫苗（CHO 细胞）在中国国内紧急使用获得批准，成为国内第四款获批紧急使用的新冠病毒疫苗，也是国际上第一个获批临床使用的新冠病毒重组亚单位蛋白疫苗。

2021 年 3 月国药集团化湿败毒颗粒上市发布

3 月 25 日在京召开由中国医药集团有限公司中国中药控股有限公司、中国中医科学院共同筹划的"传承经典名方，创新抗疫良药——化湿败毒颗粒产品上市发布会"。据悉，化湿败毒颗粒是国药集团继获批全国首个及第二个新型冠状病毒灭活疫苗附条件上市后获得的又一个针对疫病的有效药物。

2021 年 4 月赛默飞世尔科技与北京新生巢生物医药科技产业运营有限公司达成战略合作，共建生物医药研发共享创新平台

4 月 29 日，赛默飞世尔科技与专注于生命健康领域成果转化、企业孵化及产业集聚的专业运营方——北京新生巢生物医药科技产业运营有限公司签署战略合作协议，双方将共建生物医药研发共享创新平台。

2021 年 5 月北京重大疾病临床样本资源公共服务平台举行启动仪式

5 月北京重大疾病临床样本资源公共服务平台在中关村生命科学园正式启动，将着力发挥先发优势，着力持续性发展，依托第三方专业服务平台进一步整合资源，建设符合国际认可准则的生物样本库和专病大数据中心。

2021 年 5 月中生北京新冠灭活疫苗列入世卫组织紧急使用清单

5 月 7 日，世界卫生组织宣布，中生北京新冠灭活疫苗正式通过世卫组织紧急使用认证，成为列入世卫组织紧急使用清单的第六款疫苗，是世卫组织批准的首个中国新冠疫苗紧急使用认证，也是第一个获得世卫组织批准的非西方国家的新冠疫苗。

2021 年 6 月北京科兴中维生物技术有限公司新冠疫苗列入世卫组织紧急使用清单

6 月 1 日，世界卫生组织宣布，北京科兴中维新冠病毒灭活疫苗克尔来福正式通过世卫组织紧急使用认证，成为列入世卫组织紧急使用清单的第七款疫苗。

2021 年 6 月北京永泰生物制品有限公司数字化细胞药物产业化基地落地北京经开区

2021 年 6 月，北京永泰生物制品有限公司数字化细胞药物产业化基地在经济技术开发区开工。该项目预计 2023 年建成投产，项目内容包括细胞药物转化医学研究中心、细胞药物制备中心及标准化、一体化细胞免疫研发生产综合体三大部分，主要用于扩增活化淋巴细胞（EAL）等生物细胞技术的产业化研发及应用。